KARIN MÜLLER

HippoSophia

Warum Pferd und Mensch sich gut tun

KARIN MÜLLER

HippoSophia

Warum Pferd und Mensch sich gut tun

**DIE HEILKRAFT DER PFERDE
WISSENSCHAFTLICH BELEGT**

Inhalt

„Ganze Weltalter voll Liebe werden notwendig sein,
um den Tieren ihre Dienste
und Verdienste an uns zu vergelten.“

Christian Morgenstern

HippoSophia – die Weisheit der Pferde

Schon als Dreikäsehoch habe ich lieber den Hof der Schulpferde im Reitverein gefegt oder bei der Heuernte geholfen, als mein Zimmer aufgeräumt. Bei Liebeskummer half es ein paar Jahre später, an einer Pferdeschulter zu heulen, und noch immer brauche ich, um Ruhe zu finden oder nachdenken zu können, einfach nur im Stall zu sitzen. Wie abenteuerlich war es, als Jugendliche im Heu zu schlafen, ohne Sattel durch den Wald zu reiten oder mit einem grasenden Pferd an der Hand die Zeit zu vergessen … und wie selten nehmen wir uns als Erwachsene dafür den Raum – obwohl wir dieses Geschenk für unsere Gesundheit vor der Nase haben. Inzwischen ist es auch von der Schulmedizin anerkannt und in vielen Studien untersucht: Mit Pferden sein hilft uns, gesund zu werden und zu bleiben. Pferde tun nicht nur unserem Körper, sondern auch der Seele gut. Zeit bei und mit ihnen ist Heilzeit, Burnout-Prävention, hilfreich bei Depressionen und vielem mehr.

•

Was bewirkt es, wenn wir mit Pferden zusammen sind? Den Duft ihres Fells einatmen, ihnen beim Fressen zuschauen, still an der Weide sitzen und einfach nur „sind" – ohne etwas zu wollen – eintauchen in die Ruhe, die diese Geschöpfe ausstrahlen… Warum tun wir einander gut? Wie können wir dieses Potenzial in Achtsamkeit für uns begreifen und nutzen? Die Formel scheint einfach: Entschleunigung ist gut gegen Stress. Ausmisten, Weide abäppeln, ein Pferd striegeln und reiten wirken auf uns beruhigend, erdend – heilend, wenn wir uns ganz bewusst auf dieses Erleben einlassen, ganz im Moment leben, so wie wir es als Kinder getan haben.

Hippotherapie können wir tatsächlich auch mit dem eigenen Pferd oder dem eines Freundes erleben. Diese nachweisbaren Effekte sind nicht auf speziell ausgebildete Tiere beschränkt: Wir müssen es nur tun. Aber was genau? Und vor allem wie? Wodurch wird schon der Stall zum Ort der Heilung? Was können wir dazu beitragen, dass dieses Umfeld sowohl uns als auch unseren Pferden gut tut?

•

Wir leben in einer Zeit des Umbruchs, sind an einem Wendepunkt unseres Denkens und Umgangs mit der Natur angelangt. Längst haben wir das enorme Potenzial entdeckt, das sie uns als Heilquelle zur Verfügung stellt. Wir wissen auch, dass wir aufhören müssen, die Natur weiter auszubeuten und zu erwarten, dass es schon weiter gut gehen wird. Gilt dies nicht gleichermaßen für unsere Pferde? Sie sind Teil dieser Natur, sind als beseelte, anfassbare, fühlende, warme Individuen emotional ganz dicht bei uns.

Ob im Sport, in der Therapie oder im Privatbereich: Es liegt uns am Herzen, dass es unseren Pferden rundum gut geht und wir sind bereit, dafür neue Wege zu beschreiten und auch uns selbst kritisch unter die Lupe zu nehmen. Doch das war nicht immer so.

•

Mensch und Pferd – kaum eine Beziehung hat derart die Weichen in unserer Geschichte gestellt, uns so geprägt, verändert, beeinflusst wie diese. Seit Tausenden von Jahren begleitet uns Equus ferus caballus buchstäblich durch dick und dünn. Zuerst haben wir es gejagt, um es zu essen. Dann, um es zu zähmen. Immer noch als Nahrungsquelle für schlechte Zeiten, haben wir zunehmend seinen Nutzen als Lastenträger erkannt, der uns bei der Fruchtbarmachung von Land helfen sollte. Und bei der Eroberung von noch mehr Land. Das Pferd hat uns von Anfang an einen Evolutionsvorteil verschafft, zu sprunghaften Umbrüchen unserer Lebensweise – zu Fortschritt geführt. Wir haben es dafür als Gottheit verehrt, in mystische Sphären erhoben. Und gleichzeitig, seit mindestens 5000 Jahren, haben wir es benutzt, unterjocht – im wahrsten Sinn des Wortes: Wir haben ihm Metall ins Maul geschoben, einen Sattel umgeschnallt, zu Sporen und Peitsche gegriffen, damit wir es beherrschen konnten. Wir haben ihm ein Joch, ein Kummet aufgezwungen – ein Zuggeschirr. Das Zähmen, das Gefügigmachen des Pferdes und sein Umgang mit ihm durch uns Menschen ist quer durch die Geschichte und durch alle Kulturen mehr oder minder von Gewalt begleitet.

•

Glücklicherweise gab und gibt es auch durch alle Zeiten Menschen, die es anders machen. Und wie Reitsportkommentator Hans-Heinrich Isenbart so schön sagte: „*Immer wenn Menschen es für nicht unter ihrer Würde fanden, sich mit ihrer gesamten Geisteskapazität mit den Eigenschaften und der Psyche des Pferdes zu beschäftigen, gab es Blütezeiten der Reitkunst.*" Legendär die Fähigkeiten der antiken Skythen, der zentralasiatischen Reitervölker, oder einiger Indianerstämme dann sehr viel später. Noch heute gilt die Reitlehre des griechischen Feldherrn und Schriftstellers Xenophon aus dem 4. Jahrhundert vor Christus in weiten Teilen als richtungsweisend: „*Wenn man das Pferd zu der Haltung bringt, die es selbst annimmt, wenn es schön sein will, so macht man, dass das Pferd des Reitens froh wird.*"

•

Untermauert durch wissenschaftliche Studien und Erfahrungsberichte vieler Menschen, die auf verschiedenste Weise mit Pferden verbunden sind – unabhängig von Reitweisen, will dieses Buch eine Tür zu einer *HippoSophia* öffnen, zur Weisheit der Pferde. Es beschreibt, wie die Pferde uns mit ihrem weisheitsvollen Instinkt durchs

Leben begleiten, uns erziehen und in eine Entwicklung bringen. Es will Mut machen, sich darauf einzulassen, und aufzeigen, wie Mensch und Pferd sich gegenseitig Gutes tun, wenn wir unsere vierbeinigen Weggefährten tatsächlich als solche behandeln – auf Augenhöhe – und entsprechend ihrer Art fachkundig, respektvoll und achtsam mit ihnen umgehen. Dazu gehört auch zu erkennen, dass ein Stall ein Kraftort sein kann, wenn wir ihn so gestalten, dass Pferd und Mensch sich dort wohlfühlen können.

Es möchte nicht weniger, als unser Bewusstsein dafür schärfen, das schätzen zu lernen, was Pferde uns noch geben, außer Vergnügen und Sport: nämlich Gesundheit, inneren Reichtum und ihre ganze Seele. Wenn wir dieses Geschenk der Pferde erkennen, dann erfahren wir, was *HippoSophia* ist.

•

Mein Traum vom Fliegen Als kleines Mädchen war mein innigster Wunsch, mit einem Pferd zu sein. Ich wollte keine Turniere gewinnen. Ich wollte nicht über Hindernisse springen oder in Dressurwettbewerben siegen. Mir fehlten keine Schleifen an der Wand, neidische oder bewundernde Blicke von Mitschülern … Es ging mir nicht um das Besitzen. Mein Traum beinhaltete nur mein Pferd und mich, ihm nah sein. Kein Sattel, kein Zaumzeug. Nichts sollte zwischen uns sein außer unserer innigen Verbindung, voller Vertrauen, Achtung und Hingabe. Ich sah uns vorsichtig über Stock und Stein klettern, entspannt im Wald traben und losgelöst über Wiesen fliegen. Mittendrin im Abenteuer des Lebens. Mich tragen lassen, nebenhergehen – in meinen Träumen war das gleichrangig. Einfach gemeinsam unterwegs sein, das war doch schon das Ziel. Im Gras liegend den Wolken zusehen, während mein Pferdefreund neben mir weidete. Nebeneinander – miteinander. In Harmonie.

Dieser Traum, oder vielmehr die Auseinandersetzung damit und wie er gelebt werden kann, die Fragen, die er aufwirft, begleiten mich noch immer und ziehen sich wie ein roter Faden durch mein Leben und meine Arbeit mit Menschen und Pferden.

Viele Jahre später übermannte mich ein kraftvoll nachhallendes Wiedererleben dieser alten Erinnerung: Auf dem baren Rücken meiner Schimmelstute, meinen Wallach als Handpferd neben uns, tauchte das alte Bild wieder auf. Die kindliche Vision verschmolz mit dem gegenwärtigen Augenblick. Ich schloss die Augen, um ganz einzusinken in diesen magischen Moment. Ich spürte es! Das warme Fell, die gemächlich arbeitenden Muskeln, den leise nach Fliegen schlagenden Schweif, die Vibration der klappernden Hufe, die Sonne im Gesicht. Und in mir fühlte ich so viel mehr als das: Ich fühlte Ruhe, Vertrauen, Einheit, Hingabe. Und etwas weit darüber hinaus:

Frieden … Erfüllung … Vollkommenheit.

Ich bin zutiefst dankbar für dieses Geschenk der Pferde. Es ist einer meiner größten Schätze.

•

Wenn ich Ihnen mit diesem Buch etwas davon vermitteln und weitergeben kann, freue ich mich sehr. Dann brauchen Sie am Ende nur noch eins tun: Nehmen Sie dieses Gefühl und Verständnis von *HippoSophia* mit in Ihren Alltag und den des Pferdes an Ihrer Seite – erfüllen Sie *HippoSophia* mit Leben! Machen Sie etwas Gutes daraus.

Vielen Dank dafür.

Und – viel Freude dabei!

Burgwedel im Frühjahr 2016
Karin Müller

Die heilende Wirkung der Pferde

„Es gibt nur einen Weg, den Menschen dem Himmel wirklich näher zu bringen. Wir setzen ihn auf ein Pferd.“

Gottfried von Dietze

Vierbeinige Krankengymnasten

„*Auf dem Pferd hat jeder Mensch vier gesunde Beine.*" So hat es der reitende Pfarrer vom Vogelsberg, Gottfried von Dietze († 2012), formuliert. Wenn wir über die Wirkung von Pferden auf unsere Gesundheit nachdenken, landen wir als Erstes wahrscheinlich bei den vielfältigen Gesichtern der Reittherapie oder der sogenannten tiergestützten Therapie. Aber was ist das eigentlich, und für wen?

Klassische Hippotherapie setzt zumeist bei neurologischen Problemen, Schädigungen des Zentralnervensystems und dem Stütz- und Bewegungsapparat an. Was dabei passiert, lässt sich laienhaft so erklären: Der Vierbeiner Pferd übermittelt dem Gehirn und dem Körper des auf ihm sitzenden Zweibeiners Mensch dreidimensionale Bewegungsimpulse. Gehirn und Körper reagieren darauf und „lernen" – motorisch wie sensorisch. Dass dies sogar Entwicklungsimpulse bei Säuglingen setzen kann, die sonst vermutlich nie zu krabbeln gelernt hätten, haben wir in unserer eigenen Familie erfahren dürfen. Meine Tochter kam mit einer Kopfgelenk-induzierten Symmetriestörung, dem sogenannten KiSS-Syndrom, zur Welt und lag glücklicherweise mit wenigen Wochen zum ersten Mal auf einem Therapiepferd. Durch den Kaltblutmix Leo von Sibylle Wiemer kam das „Schreibaby" zum ersten Mal in seinem jungen Leben zur Ruhe. Es lag (anfangs) brüllend in seiner breiten Spaltkruppe und Leo, die Ruhe selbst, produzierte eine solche Hitze, dass alle Begleiter Jacken und Pullis abwarfen, eine anwesende Tierärztin bereits Fieber messen wollte – während der Säugling sich beruhigte, zusehends Stress abbaute, ganz offensichtlich schmerzfrei war und schließlich einschlief.

Wir wiederholten Therapieeinheiten in mehrwöchigem Abstand auf Leo und auf Piko, einem Hannoveraner mit enormem Stockmaß und raumgreifendem Schritt, was ich als Mutter erst recht spürte, als ich verkehrt herum mit Säugling im Arm auf ihm saß. Piko hatte keine Spaltkruppe. Aber er konnte eine simulieren, indem er sich hinstellte, als ob er seine Blase entleeren müsste – alles von sich aus. Und er produzierte die gleiche Hitze dabei wie Leo. [1]

Als ich mein Kind einmal zu Hause auf den blanken Rücken meiner Stute legte, tat sie instinktiv übrigens genau das Gleiche. Baby und Pferd schienen währenddessen beide nach innen zu lauschen … Jedes Mal spielten sich unterschiedliche Dinge ab. Was ich damals mit am Erstaunlichsten fand: Die Pferde *wussten* offenbar ganz genau, was sie taten und spürten, wie sie vorgehen mussten: Wie sie sich hinstellten, ob und wie schnell sie losliefen, in geraden Linien oder Bögen … Und die Therapeutinnen ließen sie Gott sei Dank gewähren.

•

Eine ganze Reihe von Menschen, die therapeutisch mit Pferden arbeiten, haben mir meine Beobachtungen von damals in späteren Jahren, in verschiedensten Gesprächen, unabhängig voneinander bestätigt: *„Therapeutische Ausbildung des Menschen hin oder her – der eigentliche Therapeut ist das Pferd, und ja, es weiß genau, was es tut.“* Ein guter menschlicher Therapeut nehme *„einfach nur“* den Impuls des Pferdes auf und folge ihm. Nicht umgekehrt. Was für eine faszinierende Erkenntnis!

Aber woher wussten Piko, Leo und all die anderen Pferde, was sie tun müssen, um zu helfen? Was passierte da noch an „unsichtbaren Dingen“? Ich weiß es bis heute nicht wirklich, aber ich sah die nachhaltige Wirkung und überall höre und lese ich ähnliche Erlebnisberichte. Vielleicht spielt es auch tatsächlich keine Rolle und bleibt Glaubenssache.

---

1 Die ausführliche Geschichte finden Sie auf http://www.sibyllewiemer.de

Sibylle Wiemer erinnert sich: *„Piko hat dir in einer Kommunikation damals ja selbst vermittelt, dass er in die kleinen Körper sehen kann. Für mich ist das stimmig. Warum das so ist, ist mir völlig egal. Entweder glaube ich an die Telepathie oder nicht. Der Punkt ist einfach, dass sie irgendwie wissen, was sie tun. Und dass sie es genau so tun. Manche mehr auf der psychischen, manche auf der körperlichen Ebene. Und manche, das sind für mich die ganz starken Therapiepferde, sprechen sozusagen alle Ebenen an und arbeiten ganzheitlich. Sie entscheiden, was gerade wichtiger ist. Das ist tatsächlich nicht meine Entscheidung, sondern entwickelt sich in der Therapie. Ich staune darüber, aber ich habe ja durch Karin Müller gelernt, einfach damit zu leben. Ob ich nun telepathisch denke – ja/nein, ob ich daran glaube – ja/nein – mir ist es völlig egal. Ich kann nur für mich und mein Leben sprechen. Und ich traue den Pferden zu, sowas zu können, empathisch, telepathisch, nonverbal, wie auch immer nehmen sie irgendwie wahr, was der Mensch braucht. Mein Leben ist reicher, wenn ich das als gegeben hinnehme. Ob das aber eine Realität ist, die für andere genauso gilt, wage ich zu bezweifeln, da könnte man jetzt einen Exkurs in die Quantenphysik machen, aber meine Realität ist so. Ich gucke so hin, als könnten Pferde mit mir reden. Nicht wörtlich – meine Realität ist einfach, dass mir irgendwann Dinge einfallen, bei denen ich im Nachhinein nicht mehr weiß, wessen Idee das war. Und wenn ein Piko dann plötzlich im Kreis gehen will, warum auch immer – dann sichere ich ihn bzw. den Patienten natürlich, aber ich erlaube es dem Pferd. Dann gehen wir eben im Kreis.“*

Gottfried von Dietze sagte einmal im Gespräch zu Sibylle Wiemer: *„Es gibt nur einen Weg, den Menschen dem Himmel wirklich näher zu bringen. Wir setzen ihn auf ein Pferd.“*

Aber wie machen Pferde das?
Und vor allem: Was genau machen sie mit uns?

Von Dietze wurde durch eine eigene schwere Beinverletzung aus dem Zweiten Weltkrieg zum Wegbereiter des Therapeutischen Reitens in Deutschland. Gegen den ausdrücklichen Rat seiner Ärzte setzte er sich wieder aufs Pferd, erlangte dadurch seine Gehfähigkeit zurück und machte sich in der Folge als *„Fachmann für die Entwicklung von Hilfsmitteln für Reiter mit Behinderungen einen Namen*". Das Deutsche Kuratorium für Therapeutisches Reiten (DKThR), dessen Gründungsmitglied er 1970 war, feiert ihn darüber hinaus als *„Entdecker des therapeutischen Wertes der Bewegungen des Pferdes für den menschlichen Körper."*

•

Therapeutisches Reiten gliedert sich heute in vier große Fachbereiche: die Hippotherapie (Krankengymnastik zu Pferd), das heilpädagogische Reiten/Voltigieren (persönliche und soziale Entwicklungsförderung), die Ergotherapie (zur Erlangung/zum Erhalt der größtmöglichen physischen, psychischen und sozialen Fähigkeiten) und den Sport für Menschen mit Behinderungen.

•

Der Rhythmus des Pferdes, sein Takt durch vier Hufe ist dabei ein wesentlicher Impulsgeber, erklärt Sibylle Wiemer: *„Der menschliche Gang ist immer noch ein Viertakt und findet auch in acht Phasen statt. Das liegt, salopp gesagt, daran, dass wir alle bis vor 13 Millionen Jahren mal Salamander waren. Erst dann haben sich Pferde und Menschen getrennt voneinander weiterentwickelt. Doch diesen Takt, der im Schritt des Pferdes ist, erkennt das menschliche Gehirn aufgrund seiner Entwicklungsgeschichte als eigenes Gangbild. Und da das Gangbild eines gut ausgebildeten Therapiepferdes von sehr hoher Qualität ist, kann etwa das Gehirn eines Menschen mit Spastiken beim Bewegungslernen ein mentales Idealbild aufbauen und sagen: ‚Ich will mich* *auch so bewegen können.' Dadurch ist das Hirn in der Lage, Muskeln entspannen zu lassen oder zu benutzen, die das Gehirn von alleine nicht gefunden hat – weil dieser Mensch zum Beispiel nie in seinem Leben gekrabbelt ist. Diese Prozesse geschehen unbewusst. Als Embryo im Mutterleib erleben wir eine Art Delfintherapie. Dann werden wir geboren und getragen, dabei* fühlen wir das Gangbild der Mutter. *Irgendwann sind wir animiert, dem nachzueifern und fangen an zu krabbeln. Im Krabbeln werden wir quasi das Schritt gehende Pferd, und daraus richten wir gesunden Menschen uns auf. Aber dieses Krabbelmuster bleibt erhalten. Wir gehen bis auf den heutigen Tag in der Schulterbewegung mit, als ob wir immer noch vier Beine hätten. Und das ist es, was in der Therapie als sogenannte Afferenzsynthese wirkt: dass das menschliche Gehirn das Pferd als vorbildlichen Gang für sich verarbeiten kann."*

•

Dass Pferde viel zu unserem Wohlbefinden beitragen, hielt schon der griechische Arzt Hippokrates in der Antike für die Nachwelt fest. Bereits er *„beschrieb den ‚heilsamen Rhythmus' des Reitens und das Wachsen des Selbstgefühles. Auch Goethe betrachtete das Pferd als ‚Organ des Menschen' und wies auf die Heilwirkung des Reitens hin. Nach dem Zweiten Weltkrieg begann ein Chefarzt in Bad Malente-Gremsmühlen mit Rehabilitationsmaßnahmen bei einseitig beinamputierten Patienten, deren gestörtes Gleichgewicht mithilfe des Pferdes wieder aufgebaut wurde."*[2]

Seit Ende der 50er-Jahre werden Pferde medizinisch höchst erfolgreich eingesetzt, um bei orthopädischen und neurophysiologischen Störungen im menschlichen Bewegungsapparat als tierische Physiotherapeuten zu wirken.

---

2 Homepage des DKThR https://www.dkthr.de/de/verein/historie/

Neben dem Deutschen Kuratorium für Therapeutisches Reiten (DKThR) sind die größten Dachorganisationen in diesem Feld der Bundesverband für therapeutisches Reiten und tiergestützte Therapien sowie der Berufsverband Tiergestützte Therapie, Pädagogik und Fördermaßnahmen e. V., der 2011 aus dem ehemaligen Förderverein für Tiergestützte Therapie, Pädagogik und Fördermaßnahmen hervorgegangen ist.

Doch im Gegensatz zum Reiten als Gesundheitssport, wo verschiedene Krankenkassen entsprechende Kurse[3] als Präventionsmaßnahmen bezuschussen, fehlt in Deutschland (im Gegensatz zur Schweiz) noch immer die offizielle Anerkennung der Hippotherapie als Heil- und Hilfsmittel durch die Krankenkassen – sie steht nicht als anerkanntes Heilmittel nach den Richtlinien des gemeinsamen Bundesausschusses im Katalog – obwohl Hippotherapie, *„wenn ärztlich verordnet und durch einen vollapprobierten Physiotherapeuten mit Zusatzausbildung zum Hippotherapeuten (DKThR) durchgeführt, seit 2008 eine anerkannte medizinische Heilbehandlung im Sinne von §4 Nr. 14a UStG und somit von der Umsatzsteuer befreit“*[4] ist. Das Steuergesetz, Ausbildungen und Studiengänge sind nämlich die eine Sache, Kostenübernahme seitens der Krankenversicherung eine andere. Das heißt, es gibt sie nur auf das „grüne Rezept“ zum Selberzahlen, mit viel Glück als freiwillige Kulanzleistung oder im gesetzlichen Graubereich auf Rezept für „normale“ Krankengymnastik, wenn man einen entsprechend doppelt qualifizierten Arzt oder Therapeuten findet.

Gesetzliche Leistungen werden nur auf Antrag des Arztes und in Einzelfällen bewilligt – oder (wenn, dann übrigens oft erfolgreich) via Sozialgericht eingeklagt. Glück im Unglück haben manchmal

---

3 Entsprechend §20 Sozialgesetzbuch V

4 DKThR

Unfallgeschädigte. Denn da kann unter gewissen Umständen die zuständige Berufsgenossenschaft einspringen. Die überwiegende Mehrheit der Patienten trägt die Kosten von im Schnitt 70 bis 120 Euro pro Einheit nach wie vor selbst. Eine diesbezügliche Änderung erhofft man sich beim DKThR durch eine bundesweite Multicenterstudie [5], die *„die Wirksamkeit von Hippotherapie auf Bewegungsapparat und Lebensqualität von Kindern und Jugendlichen mit angeborener Zerebralparese"* (beidseitige Lähmung) belegen soll, bei Drucklegung dieses Buches aber noch nicht abgeschlossen war.

•

Psychomotorische Anregungen sind nur ein kleiner Teil des breiten Behandlungsspektrums von Pferden für uns Menschen.

Unsere Therapeuten auf vier Hufen unterstützen uns nicht nur im Sinn dieser klassisch medizinischen „Krankengymnastik auf dem Pferd". Auch pädagogisch, sozial und psychologisch leisten Pferde große Dienste. Dies macht sich die Heilpädagogik seit den 60er-Jahren zunutze.

Wie gewaltig schon die erste Begegnung mit der Stute Betsy das komplette Leben seines damals zweieinhalbjährigen autistischen Sohnes Rowan veränderte, und welchen Durchbruch ein langer Ritt quer durch die Mongolei zu einheimischen Schamanen brachte, beschrieb der britische Journalist Rupert Isaacson in seinem Weltbestseller „Der Pferdejunge". [6]

Autistische Kinder, Säuglinge mit Entwicklungsstörungen, Menschen mit Behinderungen, Depressionen oder schwersten Trau-

---

5 Das ist eine klinische Studie, die in mehreren Instituten und von verschiedenen Untersuchern durchgeführt wird, um so mehr Aussagekraft zu erreichen.

6 Rupert Isaacson: „Der Pferdejunge – Die Heilung meines Sohnes", Krüger Verlag 2009. Die Fortsetzung „The long ride home" erschien 2014 zunächst auf Englisch.

mata – sie alle profitieren auf wunderbare Weise vom Umgang mit Pferden.

Sie sind ihre Farbe, sie bringen Licht ins Grau des Alltags – ob er nun von einem Rollstuhl, einer Prothese, einer persönlichen Krise oder einer furchtbaren Vergangenheit geprägt ist.

Stille Psychotherapeuten

Für die Reittherapeutin Sibylle Wiemer haben die berührendsten und schönsten Augenblicke im Rahmen ihrer therapeutischen Arbeit mit Pferden buchstäblich mit Werden und Vergehen zu tun: *„Es sind die mit Babys. Das mache ich zwar sehr selten, aber einen Säugling auf ein Pferd zu legen und ihm damit einen Schub ins Leben zu geben, seine Entwicklungsgeschichte dadurch einmal zu pushen, zu sehen, wie Entspannung möglich wird oder die ganze Motorik sich beruhigen kann, das ist für mich einfach das Erhebendste, was ein Mensch und ein Pferd für einen anderen Menschen tun können. Es ist jedes Mal gigantisch. Und es ist toll zu hören, was in der Folge alles passiert. Das andere, was für mich etwas ganz Außergewöhnliches ist, sind die Sterbebegleitungen, die sich in meiner Arbeit ergeben haben. Einfach einem Menschen in diesen letzten schweren ersten Monaten irgendwie zur Seite zu stehen. Dieses Getragenwerden durchs Pferd – sozusagen bis in den Tod, das ist für mich wie das Gegenstück dazu, der Kreislauf des Lebens. Man kann ja nur menschlich da sein, pädagogisch, psychologisch. Während man im Schritt führt, hört man zu. Und was dabei deutlich wird: Ein Pferd ist in der Lage, das gesamte Leben eines Menschen zu begleiten und zu beeinflussen. Sie begleiten uns in Sonderfällen vom Säugling an bis ins hohe Alter und wiederum in Sonderfällen bis zum*

Tod hin. Wie viele alte Meister gibt es, die buchstäblich beim Reiten gestorben sind? Das passiert ganz oft, denken wir nur an Fred Rai oder Jean-Claude Racinet.

Was in diese Extreme mit hineinfällt, wovon ich mich berühren lasse, dazu gehören auch Menschen mit Spastiken, deren Gangbild der Schritt des Pferdes positiv unterstützt. Rein theoretisch müssten diese Menschen jeden Tag auf dem Pferd sitzen, aber das geht nun mal leider nicht. Reiten ist einfach toll, für alle Leute, die Kummer haben oder was auch immer. Reiten macht auch den Kopf so wunderbar frei – wenn man es zulässt. Ein Pferd ist ein großer Kostenfaktor – und gleichzeitig einfach unbezahlbar durch seine Art der Aktion mit uns Menschen."

•

In den vergangenen Jahren rückten Psychologie und Psychiatrie immer mehr in den Fokus der Forschung. Persönlich kennengelernt habe ich in diesem Feld unter anderem auch die Arbeit von Ute Wilhelms[7], die ich während ihrer Zusatzausbildung zur Fachkraft für sozialpsychiatrische Betreuung im Auftrag der medizinischen Hochschule Hannover im Feld der Gruppenanleitung betreuen durfte. Ute Wilhelms begleitet als Reittherapeutin schwerpunktmäßig erwachsene Traumapatientinnen in der pferdegestützten ambulanten psychiatrischen Pflege und hat darüber zwei Bücher[8] geschrieben.

Ich hatte damals selbst gerade meine staatliche Heilkundeerlaubnis als Heilpraktikerin für Psychotherapie in der Tasche. Aber ich sagte spontan zu, war ich doch beruflich und privat mehr als neugie-

---

7 http://www.kentaurus-app.com.de/
8 Ute Wilhelms: „Hautnah – Wie Pferde verletzte Seelen heilen", Spirit Books 2013 und „Kentaur Spirit", Spirit Books 2015

rig auf ihre Arbeit, die sich mit meiner ja in mehreren Aspekten überschnitt und ergänzte.

Den pferdegestützten Ansatz in der Therapie kannte ich bis dahin nur ganz klassisch im pädagogischen Bereich oder als Arbeit mit körperlich oder geistig eingeschränkten Menschen – und natürlich mittelbar durch die stets faszinierenden und tief bewegenden Kommunikationen mit Pferden, die so arbeiten.

Jetzt sollte ich also hochoffiziell therapeutische Gruppensitzungen von Ute mit ihren Patientinnen beobachten und protokollieren. Feedback geben zum Umgang mit den Klientinnen, zu Auswahl und Inhalt der Therapieeinheiten. Zu Ideenfindung, Sicherheitsaspekten Pferd/Mensch, Materialzusammenstellung, Kommunikation, Körpersprache, Umgang mit einzelnen Situationen … und natürlich auch Mediation und Supervision in psychologischen Fachfragen, wie Übertragung und Gegenübertragung zwischen Therapeut und Klient oder der Gefahr einer Retraumatisierung durch die Behandlung. Wow! Ich fühlte mich in meine Unizeiten zurückversetzt, als ich kurz zwischendurch eine wissenschaftliche Laufbahn in Betracht gezogen hatte. Spannend, aber Himmel, war ich wirklich die Richtige?

Acht Monate lang, von März bis November, zuckelte ich abwechselnd regelmäßig in den kleinen Stall südlich von Peine oder wir besprachen uns in meiner Küche bei einer Tasse Tee. Ich denke heute noch gern daran zurück und erinnere mich schmunzelnd, wie verwirrt ich in den ersten Minuten unserer allerersten gemeinsamen Therapiestunde war – weil es offenbar niemand eilig hatte, aufs Pferd zu kommen. Ich muss zugeben, ich war als stille Beobachterin sehr pflichtbeflissen, etwas nervös und sehr verwundert: Da standen scheinbar planlos ein paar Frauen um zwei Pferde herum, einander, den Pferden und sich selbst im Weg, und benutzten ein und dieselbe Bürste für alle Tiere. Und wie unerzogen die Pferde waren! Das sollten Therapietiere sein? Das kannte ich aber anders! Ich weiß noch, wie ich mit Block und gezücktem Kugelschreiber die Augenbrauen hochzog, zum Glück gut versteckt unter meiner dicken Wollmütze, denn der Wind pfiff eisig an diesem Tag. Während ich durch vordergründige Äußerlichkeiten abgelenkt war, passierten schon die ganze Zeit die kleinen, feinen Dinge, die diese Arbeit ausmachen. Das Beobachten und Spiegeln der Interaktion: Wie geht der Mensch aufs Pferd zu, wie reagiert das Tier darauf? Was macht das wiederum mit diesem Menschen? Mit den anderen Gruppenmitgliedern? Während ich mich noch ungeduldig fragte, wann denn die Einheit nun endlich beginnen sollte, wenn hier schon beim Putzen so getrödelt wurde, war die Stunde bereits in vollem Gang, geschah Therapie längst direkt vor meinen Augen. Und wie sollte es anders sein? Natürlich war es eins der Pferde, das mich anstupste, damit ich genauer hinsah, umschaltete, ausatmete und mit all meinen Fähigkeiten hinter den Dingen das Wesentliche erkannte.

In der Nachbesprechung erfuhr ich die Vorgeschichte der Patientinnen und damit fielen die letzten Puzzleteile an Ort und Stelle. Plötzlich machte wirklich alles Sinn. Wer sich wie verhalten hatte, all das Getänzele und Ausweichen – und wieso ich hier sowas von richtig war: Die Tiere spiegelten eins zu eins durch ihre Körpersprache die Themen und Probleme der Menschen um sie herum. Unechtes Verhalten, vorgetäuschte Selbstsicherheit, Angst, Verspannungen – all dies brachten sie an die Oberfläche. Man brauchte nur mit offenen Augen hinschauen und konnte in den Reaktionen der Pferde über den jeweiligen Menschen lesen wie in einem aufgeschlagenen Buch. Es spielte alles eine Aufschluss gebende Rolle – und zwar exakt so, wie ich es aus meiner eigenen langjährigen Arbeit kannte. Genau dieses Spiegeln von Gefühlen, Verhalten oder gar Symptomen ist wesentlicher Teil meiner eigenen begleitenden Tätigkeit mit Menschen und Tieren. Ich helfe im Bereich der privaten Haltung Tierbesitzern dabei, solche Botschaften und Verstrickungen zu erkennen und zu beiderseitigem Wohl und Werden zu entschlüsseln und zu entknoten.

Meine Kollegin benutzt das Verhalten ihrer Therapiepferde gezielt als Arbeitsinstrument: „*Gestern hatte ich eine Dame bei mir im Stall, die unter einer bipolaren Störung leidet. Ich ließ sie meine Stute Kenia putzen. Die Frau erzählte von alltäglichen Dingen. Dabei stand das Pferd sehr ruhig. Als sie über ihre Prüfung sprach, ging das Pferd seitlich von ihr weg. Sie sagte sofort ‚Ah, mein Examen', wechselte das Thema und das Pferd stand wieder still. Und meine Patientin wurde zunehmend entspannter, während sie die Stute weiter striegelte.*"

•

Pferde haben gelernt, uns zu lesen: Von Körpersprache und Mimik bis hin zum Geruch, den wir ausströmen, wenn wir krank sind oder unter Stress stehen. Sie reagieren ganz direkt. Zusammen mit einem guten Arzt oder Therapeuten kann das sehr erkenntnisreich und konstruktiv sein. Ein anderes Fallbeispiel? Hier berichtet eine Patientin, wie ihr ein Pferd bei der Auseinandersetzung mit Entscheidungsfindung und Angst half: „*Ich wollte mich in dieser Sitzung mit meinem Thema Zukunft und dem ‚Ins-Tun-kommen' auseinandersetzen. Während wir auf der Weide darüber sprachen, kam die Stute Kimberly auf uns zu und blieb leise atmend an meinem Arm stehen. Im Round-Pen löste ich den Führstrick und forderte die Stute auf zu laufen. Ich habe tief und bewusst geatmet und mich auf Kimberly und ihre Bewegungen eingelassen. Die Therapeutin schlug eine Richtungsänderung vor. Gesagt, getan. Ab und zu riss Kimberly nun ihren Hals hoch und machte Anstalten, wieder zu drehen. Die Therapeutin fragte mich, ob mir die Richtung angenehm war. Ich verneinte. Also gab ich Kimberly das Signal, wieder in die alte Richtung zu laufen. So wie sie es gespiegelt hat, geht es mir … immer in die Richtung laufend, die ich kenne und in der ich mich sicher fühle. Ein Richtungswechsel bedeutet Veränderung …*

aus Bekanntem aussteigen und Neues wagen … meine Bequemlichkeit war stärker als der Wunsch zur Veränderung.

Mit dieser Erkenntnis motivierte ich Kimberly erneut, die Richtung zu wechseln. Diesmal fühlte es sich nicht mehr so schwer an. Auch Kimberly bekam deutlich Spaß, fand die Zeit für ein paar Bocksprünge und Kopfschüttler. Als ich aufhörte zu treiben und mich in der Mitte mit der Schulter von ihr wegdrehte, kam sie zu mir und stellte sich hinter mich. Sie folgte mir – so lange, bis mein Zweifel mich wieder erreicht hatte. Kimberly fing an zu grasen und die Therapeutin fragte mich, wovor ich Angst habe. Angst vor dem, was kommt – schaffe ich das? Auf ihr Geheiß öffnete ich daraufhin das Gatter und gab der Stute die Möglichkeit zu gehen. Doch Kimberly blieb im Round-Pen und graste weiter. Mir wurde in dem Moment klar: Ich bin weder eingesperrt noch hab ich Begrenzungen, ich kann gehen wohin ich möchte, tue es aber nicht! Ich möchte Freiheit und lasse mich doch von meinen Zweifeln einlullen und meine Bequemlichkeit gewinnt. Ich ging zurück in den Round-Pen und trieb Kimberly durch das Tor. Sie lief zwar raus, blieb aber gleich wieder stehen und graste weiter. Hier habe ich erkannt: Wenn ich meine Sicherheit verlasse, bin ich spürbar für alles selber verantwortlich, jeder Säbelzahntiger, der mich angreifen könnte, muss von mir alleine bezwungen werden. Ich bin ganz allein … Nachdem ich dieses Gefühl zugelassen habe, wurden meine Beine ganz warm und ich stand mit einem Mal wie ein Fels in der Brandung, fest auf dem Boden. Ich sagte zu Kimberly ‚Hey lauf los, wir schaffen das' und sie lief los, mit stolzer Brust, wehendem Schweif und erhobenem Kopf. Stolz, elegant und sicher. Mit meinen Gedanken noch ganz bei ihr, bemerkte ich gar nicht, dass ich Helfer an meiner Seite bekommen hatte. Die Hündin Pauline lief neben mir und am Weidezaun stand die Stute Xsarah. Das war so ein wunderbares Gefühl … mein Herz ging auf. Diese klaren Bilder der Pferde und die daraus zu lesenden Erkenntnisse beindrucken mich immer wieder. Auf dem Heimweg habe ich all meinen Tränen freien Lauf gelassen und es fühlte sich sehr, sehr befreiend und gut an, denn gerade war ganz viel in mir passiert … Transformation und der Start in eine neue Richtung.“

•

Veränderung ist möglich, wenn wir erkennen, was wir sehen und entsprechend handeln. Genau dieses Spiegeln, die Resonanzwirkung und was wir Menschen daraus lernen können, machen sich auch viele wie Pilze aus dem Boden geschossene Führungskräfte-Workshops mit Pferden, Eseln und Lamas zunutze. Aber Achtung: Bei einem Betriebsausflug mit dem Chef und den Kollegen ist vielleicht nicht immer in Ihrem Interesse, was da alles zutage tritt. Wir unterschätzen manchmal, wie viel wir in einem solchen Arrangement unwillkürlich von uns preisgeben. Zumindest würde ich bei der Anbieterauswahl sehr genau hinter die Qualifikation des Seminarleiters schauen. Ein Coaching-Wochenende kann sehr in die Tiefe wirken und sollte sowohl in einem geschützten Rahmen stattfinden als auch gut aufgefangen und betreut sein.

•

Ich erinnere mich noch gut an ein Seminarwochenende vor vielen Jahren, bei dem eines der Therapiepferde von Sibylle Wiemer von seiner Arbeit zurück auf die Weide kam. Alle anderen Pferde bis auf eines stoben erschrocken davon, als sie die für sie dicken, fremden Polsterungen, das schützende Bettlaken und Gurte auf seinem Rükken sahen, die nun abgenommen wurden. Nur ein Pferd blieb – unter Menschen würden wir sagen „äußerst interessiert“ stehen. Mehr noch. Die beiden sich völlig fremden Tiere steckten sofort die Köpfe zusammen, soweit das die Litze zwischen ihnen zuließ. Sie wirkten konzentriert, hielten minutenlang inne. Waren ganz ruhig und offensichtlich völlig ineinander versunken.

Es wirkte fast wie ein Expertengespräch, bemerkte jemand scherzhaft – und dann erzählte uns die Hofbetreiberin, dass besagtes Pferd in gewisser Weise tatsächlich so etwas wie ein Therapiepferd war – denn es therapierte auf ganz privater Ebene sein wohl sehr behandlungsbedürftiges Frauchen …

Helfer im eigenen Stall

Ich glaube fest, dass alle Pferde uns in gewisser Weise therapieren, uns stützen, begleiten, tragen – und Letzteres eben nicht nur auf der körperlichen Ebene. Pferde beantworten direkt, wie wir auf sie zugehen, spiegeln unser Verhalten, Mimik, Gestik, Aufmerksamkeit, Umgang – bis hin zu unseren inneren Bildern, Gefühlen und Gedanken. Und natürlich nicht nur im gestalteten Rahmen einer Therapieeinheit oder eines Führungskräfte-Trainings – sondern in jeder Sekunde unseres Zusammenseins mit ihnen.

Warum uns Pferde gut tun, habe ich auch meine Freundin Kerstin gefragt: „*Ich denke, was wir von ihnen (und von allen Tieren) lernen können, ist das Im-Hier-und-Jetzt-Sein. Die Sonnenstrahlen zu genießen, sich keine Sorgen zu machen, einfach nur zu leben. Ich bewundere ihren Umgang mit dem Tod und mit Krankheiten – sie akzeptieren ihr Schicksal und machen das Beste draus. Wenn ich bei den Pferden bin, bin ich meistens entspannt und ruhig und spüre eine innere Zufriedenheit. Ich habe das Gefühl, ich bin gut so, wie ich bin und werde von den Pferden so angenommen, wie ich bin – auch wenn ich mal einen schlechten Tag habe, auch wenn ich mal genervt von ihnen bin. Sie sind immer da und vermitteln mir das Gefühl: Alles ist gut. Sie sind nicht nachtragend und so vorsichtig, trotz ihrer Größe und ihres Ge-*

wichtes. Im lauten Alltag, der bestimmt ist von Lärm, Hektik, schlechten Nachrichten und anderen Katastrophen und einer Zeit, die so schnell vergeht, sind sie ein Ort der Ruhe und der Kraft, aber auch der Energie und der Lebensfreude."

Oft sind es gerade die unbewussten Kleinigkeiten, die wir im Alltag gar nicht wahrnehmen, auf die unsere Pferde aber höchst sensibel und direkt reagieren: Chaotisches Gewusel, Hektik, Trödeleien und Nachlässigkeiten genauso wie innere Anspannung, Stress oder Angst – vom Pferd bekommen wir eine direkte Antwort darauf. Ob wir hektisch sind oder niedergeschlagen, ob wir den Stress aus dem Büro oder der Schule noch mit uns herumtragen, den akuten Liebeskummer oder die Angst vor der Prüfung nächste Woche. Sie reagieren darauf, wie wir uns fühlen und verhalten. Sie halten geduldig immer wieder ihre Flanken und ihren Hals hin, wenn wir überreagieren oder uns bei ihnen ausheulen, sie mit albernen Musterschablonen bürsten oder gar modisch scheren – oder ihnen zu Weihnachten rote Mützen und Elchgeweihe aufsetzen. Sie sind es gewohnt, dass wir bei ihnen auch mal (und meist ungerechtfertigt) Druck oder Dampf ablassen.

Man könnte die alte Redensart fast so verändern: Wie wir ins Pferd hineinrufen, so schallt es zurück. Aber bemerken wir es auch? Oder verhallt es ungehört? Das ist unsere Aufgabe, unsere Herausforderung als Mensch.

Dressurausbilderin Nicole Künzel erinnert sich: „*Wie für so viele Kinder, hatten Pferde schon seit ich denken kann etwas Anziehendes an sich – ich wollte immer zu ihnen und meine Eltern unterstützten den Pferdevirus von Anfang an. Der Umgang mit Pferden sowie das Reiten hat mich immer glücklich gemacht, viele, viele Kilometer mit dem Fahrrad oder Bus fahren lassen, mich durch die wilden Stürme der Pubertät begleitet. Bis heute sind sie der beste ‚Therapeut' für mich. Nachdem ich im Stall war oder geritten bin, geht es mir immer wieder gut, dieses ‚Getragen-sein', ihr klares, ehrliches Feedback – ohne Wertung – helfen mir stets, meine Wunden zu heilen."*

Auch Anna Renata Schultz, Pferdephysiotherapeutin und Vorstandsmitglied des internationalen Therapeutenverbandes APM nach Penzel und energetische Medizin e. V., hat sich von ihrem Araber-Welsh-Pony Iltschi buchstäblich durch die Pubertät tragen lassen: *„Er gab mir die Intuition, wenn ich traurig, verzweifelt und wütend war, mit ihm auszureiten – aber anders als sonst. Da hatte Iltschi nur ein Halfter mit einem Strick drauf und ich ließ mich von ihm ausführen und begab mich in seine Welt. Er bestimmte, wo es langging und welches Tempo bestimmte er auch. Er galoppierte immer da, wo ich sonst nicht galoppierte, und da, wo ich immer galoppierte, ging er Schritt. Wenn ich nach so einem Ausritt nach Hause kam, war ich mit der Welt wieder in Frieden und meine Seele war frei."*

Zeit mit Pferden ist Heilzeit So manche Reitstunde habe ich mir durch Arbeit im heimischen Reitverein sauer verdient: Ich bin kilometerweit mit dem Rad gefahren, um nicht nur Pferde zu bürsten und zu striegeln, sondern um den Hof zu fegen, die Sattelkammer aufzuräumen, Zaumzeug einzufetten und Müll zu sammeln. Ich war stolz wie Oskar, als ich zusammen mit den großen Reitkindern bei staubigen Heu- und Strohernten auf dem Feld mithelfen durfte: Wir haben die schweren Ballen Stück für Stück in einen Schritttempo fahrenden Laster gewuchtet und während der holprigen Fahrt weggestapelt – gegen Ende sogar ohne dabei jedesmal umzufallen. Aber jeder blaue Fleck, jeder einzelne rote Punkt an den heuzerschrammten, wild geprickten Unterarmen kündete von einem abenteuerlichen Pferdesommer. Von Staub und Dreck und Schweiß, ja – aber von Pferdedreck und Heustaub, und die fettigen schwarzen Krümel auf meinen Handflächen waren etwas absolut Einzigartiges. Jede einzelne Schmutzkrume erzählte eine Geschichte! Warum nehmen Kinder, vor allem Mädchen, so etwas auf sich? Warum sind auch wir Erwachsenen immer noch so fasziniert von Pferden?

•

Genau deswegen: Jede Minute im Stall und beim Pferd ist Heilzeit.

Eine Auszeit im Alltag, ohne weit weg fahren zu müssen.

Hier können wir durchatmen, Kraft tanken, uns aufladen.

Im Hier und Jetzt sein und alles andere drum herum vergessen – Eintauchen in den gegenwärtigen Augenblick.

Die Wirkung dieser Entschleunigung kann jeder spüren, der sich dieses Geschenk der Pferde wirklich bewusst macht. Das Reiten rückt in den Hintergrund. Viel wichtiger ist unsere Beziehung, die Bindung zum Pferd.

Versinken Sie einmal mehr bewusst in seinem einzigartigen Duft, kraulen Sie sein Fell, spüren Sie seine Wärme.

Das Gefühl von Kontakt und Geborgenheit steigert unser Wohlbefinden und baut Stress ab. Wir genießen das Pferd als Partner, als großen, starken Freund – und das geht schon den ganz Kleinen so. Bis in die Pubertät steht ein Pferd oder Pony an erster Stelle auf fast allen Wunschzetteln kleiner Mädchen, ungeschlagen noch weit vor einer Weltreise oder zumindest einem Hund. Das unterscheidet sie übrigens deutlich von den Jungs-Wünschen, die wesentlich gemischter und pferde-uninteressierter sind. [9]

•

Die Sportwissenschaftlerin Dr. Helga Adolph und der Psychologe Harald Euler haben drei Hauptmotive für die Faszination von Pfer-

---

9 Harald Euler, Psychologe: Vortrag auf der Tagung „Jugend im Wandel“ von der Deutschen Reiterlichen Vereinigung, Warendorf, 28. November 1998

den herausgearbeitet: „*(a) Mädchen und Pferd ist eine Beziehung mit Bindungscharakter, also eine von dem Mädchen als exklusive, als einzigartig und existentiell wichtig erlebte Beziehung mit lebenszeitlicher Perspektive, die Sicherheit und Geborgenheit vermittelt, mit Idealisierung und vermeintlicher Unersetzbarkeit des Pferdes, mit Wunsch nach psychischer und räumlicher Nähe zum Pferd und mit hohem Stellenwert des Pferdes in der Bindungshierarchie. Oder anders gesagt: Wichtig ist das Pferd, weniger das Reiten an sich. Das Pferd ist zwischen Puppe und Partner das ultimate Kuscheltier, also das größte, schönste und letzte, im Übergang von Herkunftsfamilie zu neuer sexueller Partnerbeziehung. (b) Im Vordergrund steht das Fürsorgemotiv: Sich um das Pferd kümmern zu können gibt den Mädchen tiefe Befriedigung, viel mehr als wettkampfsportliche Motive. Das Pferd ist sozusagen ein Real-Life-Tamagochi. (c) Der Umgang mit dem Pferd erfüllt die Sehnsucht nach unverfälschtem Naturerlebnis und bewältigbarem Abenteuer: Auf dem Rücken des Pferdes in eine fremde Natur hinausreiten ist ein häufiger Wunschtraum dieser Mädchen.*“[10]

Seine Erfüllung habe ich mir in meiner Kindheit oft genug bei den Eltern herbeigebettelt und hart erkämpft. Allerdings gab es damals noch keine Tamagotchis und diesen Vergleich finde ich – Entschuldigung – unpassend und blöd. Aber die Studie hilft vielleicht bei der Erklärung, warum wir im Zusammensein mit Pferden auch als Erwachsene noch völlig fasziniert Zeit und Raum vergessen können.

10 Empirische Studie über pferdevernarrte Mädchen (Adolph & Euler, 1994)

Das Pferd, unser Spiegel

Pferde zeigen uns ganz unmittelbar, wie es uns geht und reagieren darauf. Manchmal ist es keine große Kunst, das zu deuten – vor allem für Außenstehende. Manchmal braucht es ein wenig Abstand und Anleitung zur Selbsterkenntnis durch das Pferd.

Linda Tellington-Jones erinnert sich an ein Schlüsselerlebnis: „*Es war im Jahr 1958, als mich unsere Nachbarin mitten in der Nacht aus dem Bett klingelte: Unsere Pferde waren von der Koppel ausgebrochen und drohten auf die Straße zu rennen. Im Stall war nur meine frisch eingerittene, sehr nervöse und sensible Araberstute, die ich erst seit vier Wochen besaß. Frierend und ziemlich schlecht gelaunt – ich wäre viel lieber im Bett geblieben – sprang ich ohne Sattel auf mein Pferd und wollte losreiten. Aber meine Stute regte sich total auf. Ich bremste meine Ungeduld, atmete ein paarmal tief durch und besann mich. Ich begann, mich auf meine Stute einzustimmen, damit sie sich wohler und sicherer fühlen konnte. Sie beruhigte sich und wir brachten die Pferde unbeschadet nach Hause – und das mit einem Pferd, das gerade einmal einen Monat unter dem Sattel war. Damals verstand ich noch nicht genau, was geschehen war. Heute weiß ich, dass der Schlüssel in mir selbst lag. Ich hatte im ersten Moment meine innere Ruhe verloren. Heute weiß ich, dass es sich bei dieser inneren Ruhe um die Herzkohärenz*[11] *handelt, die entsteht, wenn sich Atmung und Herzschlag im Einklang miteinander befinden. Auch die Emotionen, die man fühlt, beeinflussen das Pferd.*

---

11 Linda Tellington-Jones schreibt ausführlich über Herzrhythmus-Kohärenz und wie wir sie beeinflussen können, in ihrem Buch „Reiten mit Körper, Geist und Seele“, Kosmos, 2015

Darum: Bevor Du zu Deinem Pferd auf die Weide oder in den Stall gehst, ‚erde' Dich, atme ruhig und gleichmäßig und denke daran, dass es ein kleines Wunder ist, dass Dein Pferd Dich auf seinem Rücken trägt. Es geht um Deine Wertschätzung und Dankbarkeit dem Tier gegenüber. Durch das Zusammensein mit Deinem Pferd findest Du viel über Dich selbst heraus, über Dein tiefes Innerstes. Und das ist nur eines der Geschenke, die Du von Pferden empfängst. Übrigens ist das Reiten in der Dunkelheit eine indianische Tradition, die zu einer tiefen, vertrauensvollen Beziehung zwischen Mensch und Pferd führt."

•

Jeder kennt das Phänomen: Ist man selbst angespannt und genervt, wird auch das Pferd nervös sein und sich nicht entspannen. Ein ruhiger Reiter, Pfleger, Schmied oder Therapeut vermittelt seinem Pferd Ruhe, ein aufgedrehter oder ängstlicher wird das Gegenteil erreichen. Und wenn wir selbst stocksteif im Sattel sitzen, wird sich auch das Pferd nicht locker bewegen. Sibylle Wiemer vergleicht ein Pferd daher in diesem Zusammenhang scheinbar ketzerisch mit einem Computer – und zwar, weil es so klar und unbestechlich ist: *„Wenn ich beim Computer vergesse, auf die Entertaste zu drücken, wird er nichts tun. Wenn ich beim Pferd vergesse, meinen Körper und meinen Geist aufs Pferd zu fokussieren, wird es auch nichts tun. Außer Erschrecken vielleicht. Ich glaube nicht, dass ein Pferd völlig alleine handelt. Es handelt immer im Dialog. Ich hatte am Wochenende ein unbeschreiblich komisches Erlebnis mit einer Schülerin, die sehr kerzengerade und verkrampft saß. Ich forderte sie auf: ‚Sitz mal wie Sissi!' Sie machte also ein Hohlkreuz, Brust raus – und das Pferd machte direkt mit: Hohlkreuz, Brust raus, zog den Kopf hoch. In dem Moment, als ich sagte ‚Jetzt sitz mal wie der Penner vor Karstadt', brachen scheinbar zeitgleich beide in sich zusammen und ließen den Kopf hängen. Dies passierte so gleichzeitig, dass wir von außen nur gesagt haben: ‚Wer kann da noch erken-*

nen, wer angefangen hat?' Wir haben ein paarmal hin und her experimentiert und dann haben sie gemeinsam ihre Mitte gefunden und sind wunderschön weitergeritten. Der Knackpunkt ist für mich, auf dieses Miteinander einzugehen und die individuelle Lösung zu finden."

Die Übertreibung der Körpersprache in beide Richtungen erlaubt es schließlich, die Mitte zu finden und sich dort einzupendeln. Und wenn Sie sich nun fragen, ob Sie womöglich auch Ihr Pferd noch schiefer machen oder zu steif sitzen – kleiner **Alltagstipp** von Sibylle Wiemer: *„Wenn jeder Reiter ein Programm zum Thema Fitness, Beweglichkeit, Kraft und Dehnfähigkeit zu seinem eigenen Wochenbegleiter machen würde, wie viel leichter hätten die lieben Pferde es mit uns. Ich bin ja bekannt dafür, dass ich bei Vorträgen auf Messen immer predige: ‚Wir müssen uns alle fit halten und mehr bewegen.' Mein zentraler Satz ist dabei: ‚Finde dein eigenes, persisches Zumba!' Das ist eine Art Bauchtanz mit viel Hüfteinsatz und Armbewegungen in alle Richtungen. Selbst wenn ich nur ein Lied mittanze, erreiche ich für diesen Tag eine fühlbar verbesserte Mobilität. Seit ich mich ganz doll bemühe, gut beweglich zu sein, können die Pferde mit meiner Schiefe viel besser umgehen."*

•

Doch unser Körper ist nur die Spitze des Eisbergs. Wie ein Spiegel reflektieren Pferde auch unser Verhalten, werfen es eins zu eins zurück – manchmal allerdings „spiegelverkehrt". Auch dieses Phänomen haben Sie vielleicht schon einmal beobachtet: Wenn ein ängstlicher Reiter quasi von einem erfahrenen Pferd „beschützt" wird, oder wenn Sie sich angeschlagen fühlen und eigentlich eher ins Bett gehören als in den Sattel. Ich kenne wenige Pferde, die dies (aus menschlicher Sicht) „ausnutzen" würden und sehr viel mehr, die uns dann wie ein rohes Ei behandeln – vorausgesetzt, wir geben ihnen diesen Spielraum.

Pferde nehmen wahr, wie es uns geht – und entsprechend gehen sie mit uns und der Situation um.

Nicole Künzel: *„Jedes Pferd, das mir begegnet und mit dem ich eine Zeit verbringen darf, spiegelt einen Teil von mir. Das eine mehr, das andere weniger. Das Lernen und arbeiten an mir selbst hört dabei niemals auf – das ist ein spannender Prozess. Gerade meine mir sehr nahen Seelenpferde deuten oft mehr oder weniger stark auf meine ‚wunden Punkte', bestehen auf Ruhe, Klarheit, Ausgeglichenheit oder Verlässlichkeit und zeigen mir dies auf unterschiedlichste Art und Weise. Sie spiegeln mir, dass sie sich freuen, mich zu sehen, in den Momenten, in denen sie beispielsweise immer wieder aus der hintersten Ecke angelaufen kommen, wenn ich sie rufe. El-Xeizapo zum Beispiel steht jeden Tag am Tor und wartet darauf, dass wir etwas gemeinsam unternehmen. Würden sich meine Pferde abwenden, wenn sie mich sehen, wäre ich unendlich traurig, denn was würden sie dann mit mir verbinden?"*

•

Resonanz – die Eigenschaft oder Fähigkeit, in gleicher Weise mitzuschwingen – so wird diese Beobachtung oft genannt. Nach meiner Erfahrung finden wir sie bei Haustieren (und zu denen zähle ich selbstverständlich auch unsere Pferde) verstärkt dann, wenn wir eine innige Bindung, eine Beziehung zu ihnen aufgebaut haben.

Mein langjähriger Freund, der Tierarzt Dr. Christian Torp bezeichnet das Pferd als seinen größten Lehrmeister: *„Es hat mich gelehrt, achtsam zu sein. Ein Pferd macht nichts ohne Grund, es ist unglaublich sensitiv, es möchte verstanden werden und spiegelt uns Menschen perfekt. Wenn ich in der Therapie helfen darf, seine Blockaden zu lösen und die Dankbarkeit des Pferdes spüren darf, fühle ich mich ihm besonders nah."* Er pflegt zu sagen: *„Je enger die Beziehung, desto kränker das Pferd."* Denn enge Beziehungen sind selten gesund. Manchmal konfrontieren uns Pferde dann nicht nur mit unserem eigenen Verhalten, sondern auch mit Zipperlein und Krankheiten, gern auch mit solchen, für die wir uns keine Zeit nehmen wollen.

•

Das sind die Momente, in denen sich Sibylle Wiemer einem Pferd besonders nah fühlt: „*Wenn ich beispielsweise ein Pferd im Unterricht habe, das leidet, weil es sich missverstanden fühlt, dann will ich mich gar nicht abschirmen. Da wird manchmal wild interpretiert, was der Gaul alles absichtlich macht, und in Wirklichkeit verhält sich das Pferd nur so, weil es komisch geritten wird, ihm die Zähne oder der Rücken wehtun oder der Sattel nicht passt … in so einem Moment stehe ich einfach dazu. Für Menschen, die mich nicht kennen, ist das vielleicht befremdlich, denn manchmal muss ich dabei weinen. Aber dann denke ich immer, das sind ja letztendlich nicht meine Tränen. Das muss eben einmal alles raus. Ich erzähle dann alles, was ich denke, fühle oder erkenne und meistens geht es den Pferden hinterher besser, weil die Besitzer dann irgendwas ändern – und wenn es nur der Sattel ist.*“

Vordergründig liegt es nahe, dass ein Reiter mit schiefer Hüfte über kurz oder lang auch bei seinem Pferd einen Beckenschiefstand auslösen und diagnostizieren lassen kann. Dem schlichten Umstand geschuldet, dass ein schiefer Mensch eben auch ein Pferd schief macht – verzeihen Sie mir den Vergleich – wie schief gelaufene Schuhe. Liegt es nicht nahe, dass das auf der psychischen Ebene ebenso gilt? Dass ein aggressiver Reiter auch sein Pferd auf Dauer aggressiv macht?

Ein gestresster Mensch sein Pferd stresst? Wenn wir ständig mit einer Bakterie, einem Virus, einer bestimmten Emotion befeuert werden, macht das etwas mit uns. Ganz automatisch. Das hat zunächst einmal nichts mit Schuld, mit Opfer oder Täter zu tun. Es passiert einfach, so wie eine Tasse Tee im Zimmer langsam abkühlt, weil sie sich der Umgebungstemperatur angleicht. Auf diesen Vergleich werden wir später noch zurückkommen. Wie immer gilt: Die Dosis macht das Gift – und vielleicht auch die Zeitdauer, ob kurzfristig oder ständig …

Die Frage ist nun, wie tief Sie ins Kaninchenloch hineinsteigen wollen: Symptomatisch behandeln kann man die körperliche Ebene. Erstmal sicher mit Erfolg, aber vermutlich nur kurzzeitig. Denn ist die Ursache nicht gefunden und beseitigt, wird sich das Symptom allenfalls verschieben. Behandeln wir beispielsweise nur die Hüfte, wird irgendwann der Schulterbereich meckern. Mit Schmerzmitteln stellen wir das Symptom ruhig, so wie man früher psychisch kranke Menschen in Sanatorien einfach ruhiggestellt hat, statt sie tatsächlich zu behandeln – behandeln nämlich im Sinne von etwas für ihre Heilung zu tun.

•

Unsere Pferde können eine ganze Menge wegstecken, sie haben enorme Selbstheilungskräfte. Aber irgendwann sind auch die erschöpft, vor allem, wenn ihre Haltungsbedingungen ihnen noch zusätzlich Kraft nehmen statt geben.

Ein Pferd ist keine Tablette, die wir uns ohne nachzudenken einwerfen, damit es uns gut geht. Wir müssen ihm etwas zurückgeben, im ganzheitlichen Sinn. Wir stecken tief in der Verantwortung, es besser zu machen als in der Geschichte und womöglich in unserer eigenen Vergangenheit. Wenn wir davon ausgehen, dass der Umstand, wie es uns geht, das Wohlergehen unserer Pferde ebenso beeinflusst wie unser reiterliches Können, ein passender Sattel, gutes Heu oder ein artgerechter Stall – dann ist das einmal mehr die klare Aufforderung, etwas für uns zu tun! Dem werden wir uns schrittweise annähern.

Ich habe keine Ahnung, wie repräsentativ das ist, aber wenn ich Menschen, denen ich begegne – Fremde wie Freunde – frage, ob ihr Pferd sie schon einmal therapiert hat, ist die Antwort grundsätzlich ein schlichtes, ehrliches und überzeugtes „Ja".

Alle meinen, schon einmal die heilende Wirkung eines Mähne und Schweif tragenden Hufgängers am eigenen Leib – und der eigenen Seele – erfahren zu haben. Dabei muss das nicht immer schwere Krankheit oder psychisches Leiden bedeuten.

Also leisten auch unsere eigenen Pferde, die Schulpferde im Reitverein um die Ecke, die Ponys im Offenstall bei Freunden jeden Tag die gleiche Arbeit wie ihre „Therapieprofi"-Artgenossen!

Pferde halten uns gesund

Pferde sind lebendig gewordene Burnout-Prävention. Unser Alltag ist geprägt von Multitasking und Gleichzeitigkeit. „*Stress ist das neue Status-Symbol*", sagen Zyniker. Nach einer DAK-Studie aus dem Oktober 2015 hat sich die Zahl der Fehltage wegen psychischer Leiden seit 1997 verdreifacht: Depressionen, Angststörungen, Antriebslosigkeit sind häufige Gründe. Wir hetzen durch unseren Alltag, von Termin zu Termin. Jede Minute ist verplant, der Tag genauestens durchgetaktet. Stärker denn je gilt unsere Sehnsucht einer Verlangsamung unseres Lebens.

Entschleunigung Auch dafür stehen unsere vierbeinigen Wohlfühl- und Therapieexperten. Wo sonst als beim Pferd kann ich besser üben, bei einer Sache – nämlich bei meinem Pferd – zu bleiben und ganz in diesem Moment zu sein? Langsam tun. Zuhören. Mich achtsam bewegen. Geduldig sein und im Hier und Jetzt bleiben. Genau darum geht es, das kann ich im Stall und auf der Weide ganz konkret üben: Bei und mit dem Pferd kann ich den Augenblick ganz bewusst erleben lernen, ohne in Vergangenheit oder Zukunft abzudriften. Pferde sind hervorragende Lehrmeister und schaffen uns genau dafür Nischen im Alltag – kleine Auszeiten mit großer Wirkung.

Übung Ankommen Noch bevor Sie aus dem Auto steigen: Nehmen Sie sich eine Minute Zeit, um durchzuatmen. Realisieren Sie, wo Sie jetzt sind, und dass nun Pause angesagt ist. Hektik, Stress, Getriebensein dürfen ab hier nicht weiter. Malen Sie innerlich ein Zutritt-Verboten-Schild für diese drei Burschen und halten Sie es ihnen vor die Nase, damit sie es ja nicht wagen. Kommen Sie erst einmal an. Machen Sie erst einmal, ganz bewusst: Nichts. Dies ist Ihre entschleunigte Qualitätszeit mit dem Pferd! Die Hetze und ihre Freunde müssen leider draußen bleiben.

Damit die Entschleunigung umso besser gelingt, gilt unbedingt: Handy oder Smartphone aus! Jetzt sind Sie beim Pferd. Die dauerhafte Erreichbarkeit, das ständige Auf-Abruf-Sein untergräbt ein wirkliches „Runterkommen". Nur wenn Sie abschalten, ist ein wirkliches Abschalten auch im übertragenen Sinn möglich. Überlegen Sie, wie viele Minuten Sie sich das am Stück zutrauen und legen Sie noch fünf Minuten drauf: Das ist Ihr Entschleunigungs-Übungspensum für den Anfang. In dieser Zeit führen Sie alle Tätigkeiten rund ums Pferd einmal ganz bewusst achtsam und deutlich langsamer aus als sonst. Bremsen Sie sich, damit Sie zur Ruhe kommen. Und glauben Sie mir, die Erde dreht sich weiter, auch wenn Sie während des Ausmistens oder im Sattel mal nicht online sind. Es ist das Gefühl, völlig im Hier und Jetzt zu sein und sich nur auf eine Sache konzentrieren zu dürfen, das uns auftanken und Kraft schöpfen lässt. Wann haben Sie das zuletzt gespürt?

Übungen zum Entschleunigen Ob beim Nichts-Tun, bei der Stallarbeit oder auf dem Pferderücken – es gibt viele Möglichkeiten, am und mit dem Pferd ganz bewusst zu entstressen, runterzufahren, abzuschalten – und Letzteres empfehle ich Ihnen auch ganz wörtlich. Einfach nur Sein – das fängt an mit: Handy aus.

Noch eine Bitte: Überprüfen Sie hinterher nicht nur, wie lange Sie das ausgehalten und geschafft haben, sondern vor allem, wie es Ihnen nun geht.

Und so geht's: Seien Sie tatsächlich ganz bewusst mit voller Aufmerksamkeit nur bei dem, was Sie gerade tun, mit Ihrem Fokus bei einem einzigen Gegenüber, einer einzigen Beschäftigung … und ja, auch Nichts-Tun ist eine Beschäftigung, die gelernt sein will!

Wenn sich Ihnen andere Gedanken aufdrängen, lassen Sie sie ziehen. Die Gedanken dürfen kurz da sein, strengen Sie sich nicht an, sie irgendwohin wegzuschieben, denn das wollen die kleinen Ablenkungen ja nur – Ihre Aufmerksamkeit auf sich ziehen. Sehen Sie es als Ihre Wahl, Ihre Entscheidung, die Sie jetzt treffen: Aber Sie lassen sich nicht aus der Ruhe bringen. Sie kehren gleich wieder zum Sein zurück.

Übung Einfach nur Sein Einfach nur im Stroh oder an der Weide sitzen: Sehen Sie Ihrem Pferd zu, ohne seine Aufmerksamkeit für sich haben zu wollen, ohne dabei in Aktionismus oder Überlegungen zu verfallen. Genießen Sie die Ruhe. Tauchen Sie ein in die friedliche Stimmung. Atmen Sie ruhig ein und aus. Beobachten Sie. Lauschen

Sie der Natur. Nehmen Sie einfach nur wahr. Ohne Bewertung. Ohne handeln zu wollen oder an Aktivität auch nur zu denken.

Einfach.
Nur.
Spüren.

Übung Bewusst und langsam striegeln Während Sie Ihr Pferd bürsten: Folgen Sie jedem einzelnen Strich mit Ihrer Aufmerksamkeit, nehmen Sie sich alle Zeit der Welt. Lernen Sie Ihr Pferd durch die Kardätsche hindurch neu kennen. Dann ohne Bürste, nur mit den blanken Fingern. Fühlen Sie seine Muskeln, sein Fell, seine Atmung durch Ihre Berührungen. Sanft und langsam. Noch langsamer. Wenn es Ihnen langsam vorkommt, ist es vermutlich immer noch zu schnell. Es geht noch langsamer. Zeitlupe. Variieren Sie das Tempo so, wie es Ihrem Tier gefällt.

Einfach.
Nur.
Spüren.

Übung Körperliche Arbeiten bewusst genießen Wenn Sie fegen, abäppeln oder ausmisten: Genießen Sie jeden Schritt, jede Anstrengung, jede Bewegung Ihrer Muskeln mit dem Besen, der Forke oder der Mistgabel. Setzen Sie Ihre Füße mit Bedacht. Bewusst. Beobachten Sie sich selbst, Ihre Atmung. Schauen Sie sich das Stroh an, das Dampfen der Pferdeäpfel, die frische Einstreu. Nehmen Sie die Farben wahr. Die Gerüche. Das Wetter. Die Luft. Die Umgebung. Die Freiheit, genau jetzt, genau hier zu sein. Alle Zeit der Welt zu haben, und an der frischen Luft körperlich arbeiten zu dürfen. Was für ein Geschenk.

Sich selbst.
Einfach.
Nur.
Spüren.

Übung Sich tragen lassen Sich einmal wirklich nur tragen lassen. Geführt –, sodass Sie sich um nichts kümmern müssen. Spüren Sie hin. Zum Gefühl, getragen zu werden. Erlauben Sie sich, getragen zu sein. Schließen Sie die Augen. Geben Sie die Kontrolle ab. An die Person, die sie führt, und an das Pferd, das Sie trägt. Spüren Sie dabei Ihren Körper. Fokussieren Sie Ihre Sitzbeinhöcker und die liegenden Achten, die Sie im Bewegungsmuster des Pferdes damit ganz von selbst zeichnen können. Nicht aktiv. Passiv! Lassen Sie Ihre Muskeln locker. Erlauben Sie der Bewegung, durch Sie hindurchzufließen. Spüren Sie die Wärme des Pferderückens unter Ihren Oberschenkeln. Lassen Sie sich ganz bewusst führen, um wirklich ganz ins Fühlen eintauchen zu können. Lassen Sie locker. Auch Ihren Beckenboden. Auch die Kiefermuskeln. Da halten wir meist als Letztes noch fest.

Einfach.
Nur.
Spüren.

Natürlich haben Sie das alles schon tausendmal gemacht und Sie wissen selbstverständlich auch, wie Ihr Pferd oder ein Haufen Pferdeäpfel aussieht.

Und doch huscht uns im Alltag unsere Aufmerksamkeit tausendundeinmal davon. Dann sind wir eben nicht im gegenwärtigen Augenblick mit dem, was wir tun, sondern planen die Zukunft oder denken über Vergangenes nach. Pferde als Fluchttiere zwingen uns förmlich ins Hier zurück. Sie fordern und fördern uns, mit unserer Aufmerksamkeit ständig präsent zu sein. Und das ist gut so! Für mich hat das **zusammen Sein** mit Pferden immer etwas mit Achtsamkeit, Gewahrsein und Demut zu tun (und ich verwende mit voller Absicht diese wunderschönen, alten Begriffe).

Pferde schulen all unsere Sinne. Unsere Wahrnehmungsfähigkeit, unsere Reaktionsschnelligkeit, unser Mitdenken und Vorausschauen, unser Dabeibleiben: beim Reiten, beim Abäppeln, beim Pflegen. Sie fordern und fördern uns eben auch ganzheitlich in unserer Achtsamkeit, behutsam, respektvoll und vorsichtig miteinander umzugehen. In unserem Gewahrsein des gegenwärtigen Augenblicks wie auch der Größen- und Gewichtsunterschiede. Sie trainieren uns darin, dabeizubleiben – bei dem, was wir gerade tun –, vermutlich besser und strenger als so mancher Zen-Meister.

•

Immer wenn es uns gelingt, ganz bei einer Sache zu bleiben – und unsere Pferde erleichtern uns das ungemein – dann sind wir im Jetzt und Hier. Und automatisch sind alle Sorgen weg, denn Sorgen sind immer zukunftsgerichtet und nie auf die Gegenwart bezogen.

Das ist es, was unsere Zeit beim Pferd so wertvoll macht, so einzigartig. Das ist es, was uns schon als Kind so am Wesen Pferd fasziniert hat: die Bindung, die Geborgenheit, das Abenteuer und die Freiheit. Die Gegenwart ganz bewusst zu erleben, uns selbst zu spüren, mit all unseren Sinnen.

Pferde tragen uns durchs Leben

Pferde begleiten die Entwicklung unserer Persönlichkeit. Helden und Götter wurden quer durch die Mythologie immer von Pferden begleitet. Götter nahmen Pferdegestalt an oder gebaren Mischwesen, denken wir an Sleipnir, den achtbeinigen Gefährten Odins, an Pegasus, an die Zentauren oder die Pferdegöttin Epona. Für den Begründer der Antroposophie, Rudolf Steiner, verdankt der Mensch den Pferden die Weiterentwicklung seiner verstandesmäßigen Klugheit zur Weisheit und Spiritualität.[12] Die Bewegungsvielfalt ihrer Gänge inspiriert unsere Musik, unsere Gedanken. Wir lassen uns bewegen, indem wir aufsteigen, uns tragen lassen, lenken und gelenkt werden gleichermaßen. Ein Wechselspiel der Kräfte von aktiv und passiv, das nicht nur unseren Körper bewegt, sondern auch unseren Geist schult. Wir nehmen Verbindung auf, übernehmen Verantwortung, Fürsorge, Sorgfalt – schulen letztlich all unsere Sinne im Zusammensein mit Pferden. Sie formen unsere Persönlichkeit, stärken Vertrauen, Mut, Kommunikations- und Bindungsfähigkeit. Sie trainieren unsere Frustrationsschwelle und schenken uns Freude und Lebenslust, Abenteuer und Geborgenheit.

•

Was ist ein Pferd für Dich? Physiotherapeutin Anna Renata Schultz: *„Eines der schönsten Geschöpfe unter diesem Himmel. Die Schwingung, die das Pferd umgibt, ordnet unsere Schwingung und gibt uns Wohlgefühl und Geborgenheit. Das Pferd ist ein Freund, der immer da ist und einen ohne Worte versteht. Das Pferd ist ehrlich. Von Pfer-*

---

12 Vgl. Sabine Hoffmann: „Das Pferd – ein Entwicklungsbegleiter", in Erziehungskunst 6/2006

den habe ich sehr viel gelernt und sie sind meine Lehrmeister! Allen Pferden, die ich behandle, fühle ich mich besonders nah. Schon bei einem Pferd zu sein, ist für mich etwas Besonderes und macht mich dankbar. Heute habe ich keine eigenen Pferde mehr, aber mit ihnen sein zu dürfen, die Nähe zu spüren, versöhnt mich mit vielem.“

•

Grand-Prix-Siegerin Uta Gräf: *„Pferde sind in meinen Augen Tiere, die uns Menschen offenbar etwas Besonderes geben können. Im Vergleich zur Kuh oder dem Esel sind sie von der Anatomie her glücklicherweise so gebaut, dass man gut auf ihnen reiten kann – eine Voraussetzung dafür, dass man ein gemeinsames Bewegungsgefühl erlebt. Das ist völlig unabhängig davon, in welcher Disziplin man unterwegs ist und auf welchem Niveau. Im Zentrum steht für mich immer der Spaß daran, auf einem tollen Tier reiten zu können und mich mit ihm im Idealfall in einer harmonischen, gemeinsamen Bewegung zu verbinden. Das Pferd wird hierdurch zu einem Partner, mit dem man eine recht enge Verbindung eingeht – eine Dimension, die Nicht-Reitern verborgen bleibt. Aber auch unabhängig vom Reiten sind Pferde für mich Lebewesen, mit denen ich gerne umgehe und mich beschäftige. Sie vermitteln uns Menschen eine gewisse Ruhe und Bodenständigkeit.“*

•

Autorin und Seminarleiterin Ulrike Dietmann: *„Ein Pferd ist für mich ein göttliches Wesen von faszinierender Schönheit. Ich glaube, ich werde bis ans Ende meines Lebens nicht begreifen, wie etwas so Schönes und Seelenvolles auf der Erde leben kann und ich ihm begegnen konnte.“*

Immer mehr Ärzte, Gynäkologen, Homöopathen, Heilpraktiker, Psycho- und Physiotherapeuten sehen das Heilpotenzial im Hobby

Reiten und fördern dies verstärkt bei ihren Patienten. In der Praxis der Kinesiologin Marion Hoffmann trug sich das Folgende zu: Die Klientin, Mitte 40, wird am Ende einer kinesiologischen Balance gefragt, was sie mit den gewonnenen Erkenntnissen anfangen wird. Wie wird ihr nächster Schritt in Richtung Neuausrichtung aussehen? Überraschend, da das Thema ein ganz tierfremdes war, antwortet die Klientin, dass sie reiten oder nach einem Pflegepferd Ausschau halten wird. Interessiert fragt die Therapeutin nach, was das für sie mit dem bearbeiteten Thema (Energiearmut, Passivität) zu tun habe. Die Klientin antwortet daraufhin, dass sie an diversen Allergien leide (Hausstaub, Milben, Frühblüher) und sich im Frühjahr asthmatische Zustände einstellen würden. In der Vergangenheit habe sie die Erfahrung gemacht, dass beim bloßen Betreten eines Pferdestalls alle Symptome verschwunden seien und auch ihr Kopf sich leicht und frei angefühlt habe. Eine weitere Erfahrung machte die Klientin, als sie in einer schwierigen Lebens- und Trennungsphase dicke, mit Wasseransammlungen belastete Knie bekam, die sie in ihrem Bewegungsvermögen massiv beeinträchtigten. Beim Besuch des Orthopäden wurde darüber gesprochen, welche Sportart wohl für sie in Frage käme. Während der Orthopäde mit der Klientin arbeitete, erwähnte diese, dass sie gern reiten würde. Der Orthopäde antwortete zunächst, dass das den Knien wohl kaum zuträglich wäre, tastete weiter am Knie herum und rief dann wenig später völlig überraschend aus: *„Doch, reiten Sie!"* Der Klientin erklärte er, dass sich ihre Blockaden beim bloßen Reden über Pferde und das Reiten unter seinen Händen fühlbar lösen würden. Damals hatte die Klientin daraufhin die Versorgung eines alten, nicht mehr reitbaren Pferdes übernommen. Sie brachte ihm täglich eine Extra-Futterration und machte kleine Spaziergänge mit der Stute. Ihre körperlichen und seelischen Beschwerden lösten sich schnell, ohne weitere medizinische Hilfe.

In den Sprechzimmern geht es längst nicht mehr „nur" um Bewegung und Muskelaufbau durch Stallarbeit und Reiten.

Ich habe eine Kollegin, die seit Jahren unter Herzrhythmusstörungen leidet. Überall, selbst im Urlaub – mit einer einzigen Ausnahme: Wenn sie Zeit im Stall verbringt, beim Pferd … Und Sibylle Wiemer sagt: *„Pferde sind während meines gesamten Lebens immer ein stabilisierender Faktor gewesen. Immer, wenn etwas Einschneidendes passiert ist, waren Pferde da und ich habe nur noch mehr Zeit im Stall verbracht als ohnehin schon. Angefangen bei der Scheidung meiner Eltern, über ihren Tod, schwere Unfälle, meine eigene Scheidung … Pferde haben bei all diesen Lebensereignissen eine tragende Rolle gespielt. In dieser Zeit habe ich immer, wenn ich im Stall war, nur an die Pferde und den Stall gedacht. Die Mischung aus dem Ort, den Menschen, die mir dort etwas bedeutet haben, und natürlich den Pferden, hat für mich den Stall zu einem Zufluchtsort gemacht, sei es in Form einer Art Rückführung ins normale Leben oder als Ort der Ablenkung."*

•

Reittherapeuten, Ärzte, Sportpsychologen und Pädagogen sind sich einig, dass dies alles kein Zufall ist. Eine Reitpädagogin bestätigt dies: *„Meine Ärztin ist Homöopathin. Sie sagt ganz klar, dass ich so oft es geht zu den Pferden soll, wenn ich mich nicht gut fühle. Ob psychisch oder physisch. Die Kinder, die zu mir in den Reitunterricht kommen, werden meist von ihren Therapeuten geschickt. Oft sind es Physiotherapeuten. Aber auch Psychotherapeuten."*

Wie zum Beispiel der Berliner Psychotherapeut Dr. Wolfgang Krüger: *„Zu mir kommen viele Menschen, die unter Depressionen oder Angstzuständen leiden. Jeder Mensch ist anders. Aber ich kann als Therapeut jedem sagen: ‚Geh raus, erlebe die Natur.'"*

Und Krüger liefert auch gleich die Erklärung dafür, warum uns das so gut tut: *„Wer sich bewegt, erlebt sich in der Bewegung, erlebt* *das Sein. Das führt zu einer Besserung. Besonders die Bewegung in der Natur hat etwas sehr Heilendes. Natur tröstet, gibt Geborgenheit, verlangsamt den Alltag.“* [13]

Richtungsweisend finde ich die Reaktion eines Psychiaters, der einer jungen Frau, die ich kenne, ein einzigartiges Rezept ausstellte, nachdem er sie nach dem Grund für den Abbruch ihres Suizidversuchs gefragt hatte: „… *Da hab ich geantwortet: ‚Die Pferde.‘ Er fragte: ‚Warum?‘ Und ich darauf: ‚Weil sie mich sehen und ich bei ihnen Ruhe finde.‘ Danach sagte er, dass ich jeden Tag mindestens eine Stunde lang bei den Pferden sein soll, um am Leben zu bleiben und ins Leben zurückzufinden.“*

Die Verbindung zur Natur

Bewegung und Sport an der frischen Luft werden von Ärzten und Therapeuten immer wieder als Mittel Nummer eins gegen Depressionen und Burnout empfohlen. Bei Kuren und Rehamaßnahmen sind stramme Spaziergänge durch Wald und Flur fester Bestandteil. Da ist sie also wieder, die Entschleunigung, das Abschalten. Denn obwohl wir dabei vielleicht ins Schwitzen geraten, sind wir doch mit unserer Aufmerksamkeit einzig bei einer Sache: bei uns in der Bewegung oder eben beim Pferd. Das Laufen geschieht von ganz allein, das lenkt uns nicht ab vom Wesentlichen. Verschenkt wären diese wertvollen Augenblicke allerdings, wenn wir auch hier wieder mit Headset oder Smartphone losziehen würden – lassen Sie es bitte. Je-

---

13 Dr. Wolfgang Krüger im Gespräch mit Gerd Schild, Hannoversche Allgemeine Zeitung vom 2.10.2015, S. 14

der weiß, dass Sie multitaskingfähig sind. Für unser Wohlbefinden ist diese Dauerbefeuerungssucht allerdings ziemlich schädlich.

Eine Burnout-Patientin erinnert sich: *„Als ich über ein Jahr lang krankgeschrieben war, war es für mich sehr hilfreich, mein Pferd zu haben. Durch die täglichen Besuche im Stall hatte mein Tag eine Struktur. Die Ausritte oder Spaziergänge mit Felix in der Natur und an der frischen Luft taten mir sehr gut und halfen mir, mich zu entspannen. Und nicht zuletzt hat sich täglich jemand gefreut, mich zu sehen. Mir hat mein Pferd jedenfalls sehr geholfen, wieder gesund zu werden."*

Nehmen Sie sich das nächste Mal Zeit, wenn Sie im Wald sind. Zumindest ein paar Minuten lang, Zeit einfach nur zu lauschen. Innezuhalten.

Den Atem des Waldes hören und spüren. Tauchen Sie ein, indem Sie sich selbst möglichst unsichtbar machen. Werden Sie langsam und leise.

Hören Sie auf zu sprechen. Verweilen Sie im Augenblick. Im Jetzt. Hier. Nehmen Sie sich wahr, im Wald, beim Pferd – oder allein. Ihre ungeteilte Aufmerksamkeit gilt einzig dem Wald und Ihnen selbst als Teil darin.

•

Unsere Fallbeispiele von Ärzten und Patienten bestätigen, was Studien und wissenschaftliche Untersuchungen belegen: Groß und Klein profitieren vom Zusammensein mit Pferden. Das Wechselspiel aus Sport, körperlicher Betätigung, frischer Luft, Entspannung, der regelmäßigen Aufgabe und ihr individuelles Wesen trägt wesentlich zu unserer Gesundheit, unserer psychischen und physischen Stabilität bei. Schon die Umgebungsatmosphäre schenkt uns Geborgenheit. Ich fühle mich besser, wenn ich dort Zeit verbringe. Ein eigenhändig ausgemisteter Stall lässt mich erschöpft und zufrieden nach Hause fahren.

Ausgeglichen, entspannt, glücklich. So wie Pferdebesitzerin Christina: *„Mir ist das Reiten gar nicht so wichtig, mir geht es um die Verbindung mit dem Tier. Die letzten Jahre konnte ich mit meiner Stute nur spazieren gehen. Aber wenn ich mit Hund und Pferd durch den Wald gelaufen bin, war ich der glücklichste Mensch der Welt.“*

•

Können wir nicht alle Aussagen wie diese unterschreiben? *„Ich brauche nur die Auffahrt zum Stall betreten und schon fallen aller Stress und alle Alltagssorgen von mir ab.“*

•

Pferde senken den Blutdruck, bauen Stress ab, mildern Depressionen. Mit ihnen tun wir Gutes für unser komplettes Herz-Kreislaufsystem, trainieren nicht nur unsere Muskeln, sondern auch unser Immunsystem, beugen sogar Allergien vor, weil wir draußen sind und Stallluft atmen. Durch ihre dreidimensionalen Bewegungen schulen Pferde unsere Grob- und Feinmotorik, stärken menschliche Koordination und Gleichgewicht. Sie helfen uns, Ängste und Aggressionen zu überwinden und abzubauen – einfach, weil wir damit bei ihnen nicht weiterkommen.

Sie stärken unser Selbstwertgefühl und unsere Beziehungsfähigkeit, steigern unsere Konzentrationsfähigkeit ebenso wie unsere Orientierung, Wahrnehmung und Selbsteinschätzung.

Unsere Konfliktfähigkeit und Kooperation wachsen ebenso wie unser Verantwortungsgefühl und die Integrations- und Teamfähigkeit. Nicht zu vergessen das Training der verbalen und nonverbalen Kommunikation, der Abbau von Ängsten im Umgang mit einem fremden Wesen und schließlich fördern sie unsere Flexibilität und Frustrationstoleranz.

Die Liste ließe sich sicher fortsetzen und ergänzen. Der positive Effekt von Pferden auf unsere Gesundheit ist wissenschaftlich erwiesen und „pädagogisch wertvoll". Sie geben uns Erdung, Geborgenheit und Nähe, fördern und fordern unsere Persönlichkeit gleichermaßen. Vorausgesetzt natürlich, wir erleben das Zusammensein mit ihnen als harmonisch und nicht als stressfördernd oder gar angsteinflößend. Wir ernten, was wir säen.

Das Pferd ist kein Wundermittel

„Das Reiten ist eine der wenigen Sportarten, in der zwei verschiedene Lebewesen miteinander als Team funktionieren, zudem ist das Pferd jederzeit unberechenbar und sein Verhalten unvorhersehbar"[14] schreibt Barbara Schilling in ihrer Doktorarbeit über tödliche Reitunfälle. Das ist die Kehrseite der Medaille. Der Umgang mit diesen gewichtigen Geschöpfen kann ziemlich gesundheitsschädlich sein, immer dann, wenn die Paarung Mensch – Pferd auf tragische Weise nicht funktioniert. Solange wir oben bleiben oder uns in sicherer Entfernung mit ihnen beschäftigen, bleiben wir gesund. Wenn wir runterfallen, üben wir eine der gefährlichsten Sportarten aus.

Pferde können uns auch krank machen. Jeder Allergiker kann davon tränenden Auges ein Lied husten. Dazu kommen Zoonosen, also übertragbare Krankheiten, die wir uns im Umgang mit Pferden und anderen Stallbewohnern einfangen könnten, sowie Verletzungen und Unfälle. Pferde sind kein Allheilmittel.

---

14 Aus der Dissertation „Der tödliche Reitunfall" von Barbara Schilling, medizinische Fakultät Universität Hamburg 2009

Das geballte Wissen um den Nutzen unserer Pferde für unser seelisches und körperliches Wohlempfinden ist in zahlreichen Studien belegt. In anderen (immerhin weniger) wird dieser Nutzen allerdings wieder infrage gestellt, das will ich Ihnen mit voller Absicht nicht vorenthalten. Die amerikanische Wissenschaftlerin Erika Friedmann hat sich die Mühe gemacht und 30 solcher Studien über die Auswirkungen des Zusammenlebens mit Haustieren sorgfältig ausgewertet. Ihr pragmatisches Ergebnis: „*Ja, Haustiere können gut für Menschen sein. Aber sie sind keine Wundermittel.*“[15]

Mich hat das während meiner umfangreichen Recherchen für dieses Buch sehr nachdenklich gemacht, vor allem, als ich mir einige dieser Studien angesehen habe. Denn dabei ist mir etwas Entscheidendes aufgefallen:

Viel zu selten wird hinterfragt, warum und wie ein Ergebnis zustande kommt – oder es werden schlicht die Schlüsse gezogen, die dem Auftraggeber einer Studie am besten zu Pass kommen. Es gibt zum Beispiel massenhaft Forschungsergebnisse darüber, dass Pferde und andere Tiere positive Auswirkungen auf unsere Gesundheit haben. Streicheln kann blutdrucksenkend wirken. Wer ein Haustier hat, geht seltener zum Arzt und schläft besser. Doch selbst das Streicheln einer Boa constrictor oder eines Roboterhundes senkt den Blutdruck. Muss uns das verunsichern? Nein. Natürlich kann es sein, dass die gleiche Blutdrucknormalisierung bei Stress statt durch den Stallbesuch auch durch das Ausheulen bei einer Freundin oder die Ablenkung durch ein gutes Buch eintreten würden. Schmälert das die therapeutische Wirkung eines Pferdes? Mitnichten. Was würde mit dem Blutdruck passieren, wenn das Buch ein Psychothriller wäre? Und fließt in die Forschung überhaupt mit ein, wieso jemand Stallatmo-

---

15 Hal Herzog: „Wir streicheln und wir essen sie – unser paradoxes Verhältnis zu Tieren“, Carl Hanser Verlag, 2012, S. 94

sphäre und Pferdeschulter vorzieht, wo er für das gute Buch nicht einmal in den Regen hinaus müsste? Alles eine Frage von Definition und Fragestellung.

•

Anderes Beispiel: Nach einer empirischen Befragung von Menschen mit chronischem Erschöpfungssyndrom in Irland, schwärmten die Haustierhalter vom großen psychologischen und physischen Nutzen für sich durch die Tiere. Objektiv gemessen waren sie genauso gestresst, müde, deprimiert und angsterfüllt wie die Kontrollgruppe ohne Haustierbesitzer.[16] Sie haben sich nur besser *gefühlt* – und das macht Wissenschaftler hilflos. Wie sollen sie das messen? Subjektivität!? Wehe! Als ob ein Arzt Ihnen das Röntgenbild um die Ohren haut, weil Sie es wagen, vom Rollstuhl aufzustehen und zu Ihrem Pferd zu laufen, obwohl die Aufnahme doch zeigt, dass Sie mit dem Befund gar nicht laufen können. (Was mir übrigens tatsächlich selbst schon so in etwa passiert ist!)

Ein Pferdenarr wird im Fall des Falles vermutlich immer den Stall als Zufluchtsort einer Freundin oder einem Buch vorziehen – der Affinität geschuldet, der Gelegenheit, den Umständen und dem Bauchgefühl. Er wird sich hinterher besser fühlen. Ganz subjektiv. Und das ist gut so. Das ist alles, was zählt.

Umgekehrt müsste es uns *objektiv betrachtet* jederzeit und immer spitzenmäßig gehen: Ich lebe in einem friedlichen Land, habe ein Dach über dem Kopf, einen tollen Beruf, Hobbys, die mich erfüllen, Freunde – womöglich obendrauf ein tolles Pferd, eine wunderbare Beziehung – und *subjektiv* fühle ich mich trotzdem manchmal mies.

Manchmal merken wir gar erst hinterher, dann wenn ein schönes Erleben – aus welchen Gründen auch immer – nicht mehr stattfindet,

---

16 Hal Herzog, S. 92

was wir daran hatten – wie wertvoll und wohltuend es war. Wie oft erleben es Therapeuten, dass Langzeitpatienten ihren Heilungsfortschritt als unterdurchschnittlich oder eher unbefriedigend einstufen – und erst auf gezielte Nachfrage, wenn man sie mit der Anamnese konfrontiert und sanft an ihre Ursprungsbeschwerden erinnert, stellt sich heraus, dass *diese* Symptome längst behoben und schlicht vergessen worden sind: „Ach das … ach ja … neee, das ist schon lange gut." Wir empfinden die Dinge viel zu schnell als normal – auch das, was Pferde alles für uns tun, und zwar nicht im Sinn einer sportlichen Leistung.

•

Tausend beeinflussende Faktoren und Parameter kommen zusammen, verweben und begünstigen sich oder heben sich gegenseitig wieder auf. Doch gerade diese Subjektivität, die Vielzahl der Möglichkeiten, findet in der Regel keinen Raum in einer Studie. Vielleicht sollten wir also generell umdenken, unsere Beweishörigkeit infrage stellen und uns von diesen Belegwünschen lösen? Vielleicht sollten wir uns davon verabschieden, derlei Forschung im klassischen, mechanistischen Sinn mit ihren doch recht eingeschränkten Parametern und randomisierten, klinischen Versuchsreihen für das Essentielle zu halten.

Ich halte es mit Professor Eike Hensch, der später noch ausführlicher zu Wort kommen wird: „*Wir können dem Descartschen Denkprinzip*[17] *nur entgehen, wenn wir aufhören, in den Augen der Wissenschaft bestehen und uns permanent beweisen zu wollen.*"

---

17 René Descartes (*31.3. 1596, † 11.2. 1650) war Mathematiker, Philosoph und Naturwissenschaftler. Er prägte den Satz „Ich denke, also bin ich" und war einer der wichtigsten Verfechter des mechanistischen Weltbildes, mit der These, dass nur Materie existiert und alles errechenbar ist.

Brauchen wir wissenschaftliche Studien?

Auf der Suche nach Belegen ziehen wir Wissenschaft allzu oft für ein Phänomen heran, das wir doch so deutlich spüren, aus Erfahrung, aus eigenem Erleben. Wir brauchen den wissenschaftlichen Beweis nicht, und doch kann er vielleicht ein paar Menschen aufrütteln, die die Zeichen der Zeit sonst verschlafen würden, meint Linda Tellington-Jones: *„Es gibt ein paar wundervolle Beispiele für Vorbilder in der Reitsportwelt, ich denke da zum Beispiel an die Mannschaftsolympiasiegerin in der Vielseitigkeit, Ingrid Klimke. Sie und andere Menschen zeigen uns, was eine gute Beziehung zu den Pferden ausmacht. Es wird oft davon gesprochen, dass das Pferd den Menschen respektieren muss. Aber der entscheidende Punkt ist vielmehr, dass wir Menschen das Pferd respektieren müssen. Noch vor 50 Jahren wurden in den USA und in der ganzen westlichen Welt Pferden schreckliche Dinge angetan. Fakt ist: Heute ist es leider nicht viel anders.*

Aber das ist nicht mein Fokus. Vielmehr stelle ich die Frage: Wie können wir andere Menschen wachrütteln und positiv erreichen, damit sie realisieren: Warte mal – Dein Pferd ist ein atmendes, lebendes Wesen, das die gleichen Gefühle und Emotionen hat wie Du. Wissenschaft ist ein Weg. Es gibt Studien, die belegen, dass Pferde genauso wie andere Tiere und Menschen Schmerz empfinden – und das muss man sich mal vorstellen: Aus wissenschaftlicher Sicht ist dies eine relativ neue Erkenntnis!“

Ich glaube, unsere Herausforderung besteht tatsächlich darin, den Wissenschaftsbegriff und unsere Vorstellung davon gründlich zu erweitern! Dr. med. vet. Christian Torp ist einer von denen, die sich mit Leib und Seele einem ganzheitlichen Ansatz in der Behandlung von Pferden verschrieben haben. Er arbeitet auf der Basis der Meridianlehre der traditionellen chinesischen Medizin und interessiert sich nicht länger für Symptome, sondern sucht nach der tief zugrunde liegenden, einen energetischen Ursache für die Blockaden, die irgendwann Beschwerden ausgelöst haben. So hat er eine Therapiemethode entwickelt, die Elemente aus der Schulmedizin mit solchen aus Akupunktur, Homöopathie, Osteopathie, Chiropraktik, Kinesiologie, Quantenheilung oder Geistheilung vereint.

Dr. Torp: „*Mit der Akupunkturorientierten Energiearbeit, kurz AOE, lassen sich auch frühzeitig Blockaden erkennen und nachhaltig beheben. Die Ursache einer chronischen Erkrankung ist nie dort zu finden, wo die Krankheitserscheinung ist. Daher gibt es nicht die eine Lösung für ein Krankheitsbild. Die Lösung ist in jedem Fall individuell, weg von der Symptomatik. Mit einer schweren Erkrankung (etwa der Hufrolle, Headshaking, Krebs etc.) gehe ich daher genauso um wie mit einer Unrittigkeit oder einer Verhaltensstörung. Das mag und kann die sogenannte Schulmedizin nicht erkennen. Sie behandelt grundsätzlich dort, wo das Symptom auftritt. Das ist ein Grund dafür, dass viele Menschen Angst vor dem Chronisch-Werden einer Erkrankung haben. Chronisch sagt per Definition aber lediglich etwas über die Dauer einer Erkrankung aus, nichts über die Schwere, geschweige denn über eine eventuelle Unheilbarkeit. Durch die Hilflosigkeit im Umgang mit chronischen Erkrankungen vermittelt die Schulmedizin aber den Eindruck der Unheilbarkeit. Ihre Therapien bestehen in dauernden Medikamentengaben, besonderen Haltungsbedingungen, Verwendung von orthopädischen Beschlägen etc. Der Begriff Heilung scheint nicht mehr zu existieren. Wenn Sie ein Mensch über 50 sind und Hüftbeschwerden haben, wissen Sie eigentlich schon, was Ihnen der Orthopäde sagen wird, bevor er irgendetwas untersucht hat. Sätze aus ärztlichem Mund wie ‚Da kann man nichts mehr machen' oder ‚Damit müssen Sie leben' oder ‚Im Alter bekommt man halt seine Zipperlein' usw. halte ich für grob fahrlässig. Sie sollten der Vergangenheit angehören.*"

Medizin im Umbruch

Dr. Torp plädiert für einen neuen Wissenschaftsbegriff: „*Das Problem ist, dass eine interessenorientierte Sparte der Wissenschaft (ich nenne sie gerne Hochschulwissenschaft oder Hochglanzbroschürenwissenschaft) definiert, was Wissenschaft ist. Es ist die Darstellung der dreidimensional denkenden Welt, die unsere Gesellschaft bislang dominiert. Alles muss kausal erklärt werden. Der Organismus, das Leben, die Welt usw. werden in Einzelteile zerlegt, die zusammen das Ganze ergeben. Dieses Denken glaubt an die Objektivität. Mit Prüfsiegeln wie ‚wissenschaftlich geprüft' oder ‚wissenschaftlich erwiesen' wird Werbung gemacht. Ein Doppelblindversuch zählt mehr als die Beobachtung. Damit wird Objektivität vorgegaukelt und sich abgeschottet gegen jede Erfahrung, die der Beobachtung oder einfach dem Leben entspringt. Dabei ist spätestens seit Einstein bekannt, dass es diese Objektivität nicht gibt. Mit der Entwicklung der Quantenphysik in den vergangenen hundert Jahren wird immer deutlicher, dass unser dreidimensionales Weltbild nur einen kleinen Teilbereich der Gesamtheit erklärt. Mittlerweile ist bewiesen, dass es mindestens 13 Dimensionen gibt. Gleichermaßen beeindruckend ist, dass die Quantenphysik fast vollständig die alte chinesische Philosophie, den Taoismus (die philosophische Wurzel der traditionell chinesischen Medizin) erklärt. Sogenannte Sprüche wie ‚Der Glaube versetzt Berge', ‚Die Welt entspringt unseren Gedanken', ‚Wir schaffen unsere Welt', ‚Die Kraft liegt im Nichtstun', ‚Alles ist Qi' usw. sind heutzutage bewiesen – wissenschaftlich bewiesen, denn wer möchte leugnen, dass die Quantenphysik eine Wissenschaft ist? In meiner täglichen Arbeit wende ich die Grundsätze der Quantenphysik konkret, nachweisbar, demonstrierbar und reproduzierbar an. Während die westliche Medizin ihre unbestrittene Bedeutung in der Behandlung von akuten Erkrankungen und*

Notfallsituationen hat, ist sie nicht in der Lage, chronische Erkrankungen zu heilen. Der Grund ist das Nicht-akzeptieren-Wollen, dass der Schlüssel zur Heilung in höheren Dimensionen liegt. Hat die Schulmedizin einen Placebo-Effekt nachgewiesen, fühlt sie sich als Sieger eines Streits, den es doch gar nicht gibt. Placebo ist, platt gesagt, Heilen mit Glauben und Vertrauen. Diese Heilung ist völlig nebenwirkungsfrei und damit doch der Königsweg. Seit nunmehr 17 Jahren therapiere ich ohne jegliches Medikament und seit acht Jahren nun auch ohne Nadel, also rein energetisch. Dabei betone ich, dass ich gelerntes wissenschaftliches Arbeiten konsequent weiterführe: Ich beobachte Phänomene, erstelle meine Hypothese, überprüfe, ob sie funktioniert und auch reproduzierbar ist. Ich möchte meinen, dass ich mit dem Placebo-Effekt arbeite, ich setze ihn gezielt ein und das seit vielen Jahren sehr erfolgreich.“

•

Es tut sich immer mehr, auch in der klassischen, akademischen Medizin! Im März 2016 ging ein studienbegleitendes und universitätszertifiziertes Curriculum für Medizinstudenten, Ärzte und Ärztinnen erstmals an die medizinischen Fakultäten der deutschsprachigen Länder. In einem Grund- und einem Aufbausemester sollen ärztliche Kernkompetenzen für eine heilsame Medizin gelehrt und trainiert werden. Dr. med Klaus-Dieter Platsch ist Projektleiter für „Caring und Healing“, das an die Berliner Steinbeis-Hochschule angegliedert ist.[18] Auf der Homepage schreibt er: *„Die biophysikalischen und biochemischen Prozesse von Krankheit und Gesundheit sind nur die Oberflächenphänomene eines darunter liegenden, nicht strukturellen Energie- und Informationsfeldes, das maßgeblich die Heilkräfte im Menschen steuert. Die molekularen Oberflächenprozesse versteht*

---

18 http://www.caringandhealing.de/curriculum/intention-und-inhalt

die moderne Hochleistungsmedizin immer besser – das dahinter liegende Feldgeschehen, das durch Bewusstsein gesteuert wird, dagegen kaum. (…) *Da Arzt und Ärztin allein durch ihre Einstellung und ihr Verhalten bereits heilsam oder schädlich auf einen Gesundungsprozess wirken können – was in der Regel unbewusst geschieht –, braucht es die Möglichkeit einer grundlegenden ärztlichen Selbsterfahrung und Bewusstseinsentwicklung. Jenseits der medizinischen Maßnahmen kommen die tieferen Heilkräfte im Patienten in Resonanz durch eine wachsende Fähigkeit zu Präsenz, immer feinerer Wahrnehmung und zugewandter liebevoller Haltung. Caring and Healing öffnet dazu einen Raum durch Anleitung und übende Praxis von Achtsamkeit und Stille-Meditation.*“

•

Vielleicht brauchen wir auch in der Veterinärmedizin einen ganz anderen Ansatz. Nicht reparieren, den Tierarzt erst rufen, wenn etwas nicht mehr funktioniert, sondern von vornherein gesund erhalten. Diesen Weg hat sich Dr. Torp zum Ziel gesetzt: „*Unser ganzes ‚Gesundheitssystem‘ krankt an dem Paradoxon, dass der Arzt an Krankheit verdient. Wie kann ich da erwarten, dass unter dem Strich Gesundheit herauskommt? Die Grundidee meines Vorbeuge-Programms entspricht einem alten chinesischen Mythos, wonach der Arzt für die Gesunderhaltung der Gemeinde bezahlt wird. Treten Krankheiten auf, verdient der Arzt weniger. Zur Gesunderhaltung des Pferdes ist es natürlich nötig, alle beinflussbaren Faktoren zu optimieren. Das sind Haltung (Freilauf, Herdenverband usw.), Fütterung, Zahngesundheit, Hufpflege, Sattel und intakte Beziehung (keine Vermenschlichung, ein eigenes klares Bauchgefühl, Verständnis usw). Vor allem der letzte Punkt wird sich bei aller Mühe oft nur schwer zur vollen Zufriedenheit lösen lassen. Oft sind auch die Haltungsbedingungen nicht ganz optimal, da wir auf gewisse Gegebenheiten der Umgebung, des Stalles etc. nicht immer hundertprozentigen Einfluss haben. Mein Präventionsprogramm beinhaltet zweimal pro Jahr eine vorbeugende Untersuchung und Behandlung. Wenn das Pferd dann trotzdem erkrankt, behandle ich bis zu achtmal pro Jahr ohne Mehrkosten für den Besitzer.*

Ich wünsche mir für die Zukunft eine ganzheitliche, holistische Tiermedizin. Das bedeutet, dass der Behandler alle möglichen Therapieverfahren, die dem Wohl des Patienten dienen, einsetzt. Die Schulmedizin hat hier ihren Platz genauso wie andere Therapiemethoden. ‚Heilung ist immer möglich', eine Kernaussage des Dalai Lama, sollte der dabei geltende Grundsatz sein. Eine chronische Erkrankung zu behandeln, ohne den Patienten in seiner Gesamtheit zu erfassen, halte ich mittlerweile für grob fahrlässig. Ärzte wie Halter – wir müssen uns bemühen, Pferde zu verstehen, erkennen, dass ein Pferd nichts ohne Grund macht und für einen harmonischen Qi-Fluss sorgen. Und natürlich die Grundsätze der Pferdehaltung optimieren und an unseren inneren Qualitäten arbeiten: Bescheidenheit, Verständnis, Loslassen, Toleranz, Selbstkritik, Liebe.“

Der Stall als Kraftort

„Die richtige Haltung gibt dem Pferd Halt – Stabilität – Sicherheit – Entspannung – ein Zuhause. Die Gruppe sorgt für ein seelisches Gleichgewicht."

Jochen Schumacher, Reit-Zentrum Reken

Die Kraft eines lebendigen Stalles

Was für ein Ort: Im bayerischen Haupt- und Landesgestüt Schwaiganger (Landkreis Garmisch-Patenkirchen) blickt man auf über 1000 Jahre Pferdeerfahrung zurück. Hier haben nicht nur die Pferde, sondern auch die angrenzenden Weiden und Wiesen Namen: Da gibt es ein „Sonnenfleckerl" und einen „Seppenbauern" – und insgesamt rund 860 Hektar Fläche für derzeit 124 erwachsene Tiere und gut 200 Fohlen und Jungpferde.

Oder das baden-württembergische Haupt- und Landesgestüt Marbach im Kreis Reutlingen: 500 Jahre alt, 962 Hektar Fläche, davon 600 ha Wiesen und Weiden. Das sächsische Hauptgestüt Graditz wurde im 18. Jahrhundert gegründet. Noch jünger ist das vierte deutsche Hauptgestüt, das in der Tradition Trakehnens stehende Altefeld in Hessen von 1913, idyllisch gelegen auf einem Hochplateau am Rande des Werratales. Schon *„Kaiser Friedrich Barbarossa soll seine Pferde auf dem Altefeld geweidet und gezüchtet haben und der Ortsname ‚Pferdsdorf' lässt vermuten, dass hier schon sehr früh Pferdezucht betrieben wurde"*[19] – so steht es auf der Homepage zu lesen. Die baulichen Anlagen dieser vier Gestüte haben eines gemeinsam: Sie schmiegen sich harmonisch in die Landschaft ein und sind von Raum, Weite, Licht und Luft geprägt. Bei ihrer Planung und Gestaltung stand ganz offensichtlich das Wesen des Pferdes und das Ideal artgerechter Haltung im Vordergrund.

Kaum jemand kann sich der Magie eines lebendigen Stalles entziehen. Das Zusammenspiel von emsigen Schwalben und Spatzen, von Stallkatze, Pferden, vielleicht sogar der kleinen, knopfäugigen Maus, die sich heimlich ein paar Haferkörner mopst – all das bringt

---

19 http://www.gestuet-altefeld.de/german/d01geschichte/index.php

uns direkt beim Überschreiten der Schwelle in eine andere, heilsame Welt, in der manches andere stillzustehen oder wohltuend weit entfernt scheint.

Mein damaliger Reitlehrer hat mich vor vielen Jahren einmal ganz direkt darauf angesprochen, so offensichtlich muss es gewesen sein: Sobald ich einen Stall betrete, fällt alles andere von mir ab. Jeder Stress, jeder Termindruck, alle Sorgen – alles, was mich bis zu diesem Moment beschäftigt hat, ist dann einfach weg. Es kann diese magische Schwelle, diese unsichtbare Barriere nicht überwinden. Wenn ich im Stall bin, bin ich einfach nur im Stall – und habe es nicht einmal bemerkt, weil es für mich so selbstverständlich ist.

Dann bin ich präsent, im Augenblick, vollkommen in der Gegenwart. Angekommen. Bis dahin war mir das nie ins Bewusstsein gerückt. Es ist einfach so: quasi der perfekte Moment, ganz automatisch.

Und es ist nicht nur der Kontakt zum Pferd, der das bei mir und gewiss auch bei vielen anderen Menschen auslöst, sondern allein schon die ganz besondere Atmosphäre eines Pferdestalles: Jeder hat seine ureigene Schwingung, seine Aura. Achten Sie mal darauf.

•

Luft, Licht und Raum empfindet Sibylle Wiemer als prägend, als unabdingbar. Sie sieht als mobile Reitlehrerin häufig neue fremde Ställe. Als Erstes fallen ihr Helligkeit und Geruch auf: *„Entweder es riecht nach Pferd, dann bin ich zufrieden. Oder es riecht nach Mist, dann finde ich es doof. Und für Hell-Dunkel gilt das Gleiche.“*

Nicole Künzel: *„Ich fühle oft schon beim ersten Betreten eines Stalles, ob dies ein ‚guter‘ Stall ist, ob er eine positive Energie hat, und spüre es unter anderem auch sehr in meinem Unterricht. Ein Stall mit glücklichen Pferden, in guten Herdenkonstellationen in einer naturnahen Haltung, Ordnung und Struktur und ein gutes ‚Stallklima‘ zwischen den Menschen – Menschen, die in eine pferdefreundliche*

Richtung schauen. Das sind für mich Kriterien, die einen guten Stall ausmachen und dies äußert sich in den Pferden."

Der Tierfilmer Marc Lubetzki unterscheidet für sich zwischen Orten und Lebewesen: *„Es gibt Orte, die positive oder negative Energie ausstrahlen. Sie muss nicht immer mit den Lebewesen, die sich dort gerade aufhalten, zusammenhängen, sondern kann über Jahrhunderte hinweg entstanden sein. Die Energie von wilden Pferden hängt stark von ihrer inneren Balance und damit auch ihrer Gesundheit ab. Ruht ein Lebewesen in seiner Mitte, ist es möglich, dass es seine komplette Umgebung positiv verändert und sowohl den Lebensraum als auch andere Tiere und Menschen mit seinem Kraftfeld ansteckt."*

•

Ob wir einen Ort als wohltuend empfinden, hängt von vielen Faktoren ab.

Olfaktorisch Riechen! Einer aktuellen Studie zufolge soll der Mensch über eine Billion verschiedener Gerüche unterscheiden können. Und doch bemerken wir das oft überhaupt nicht. Duft wirkt direkt auf unsere Psyche. Auf ganz archaischen Ebenen, tief unten, werden Hirnregionen und Erinnerungskisten aktiviert und Wohlfühlhormone ausgestoßen, wenn es nach Heu riecht, nach Stroh, nach Holz und Leder – und nach Pferd sowieso. Möchte man sein Pferd nicht am liebsten inhalieren? Ganz tief einatmen? Nehmen Sie sich unbedingt mal wieder die Zeit, Nase an Nüster mit Ihrem Pferd zu verweilen, in die kleine warme Luftwolke des anderen einzutauchen oder den so unvergleichlich duftenden Atem an der eigenen Halsbeuge zu spüren. Gemeinsam zu atmen – ineinander versunken. Nicht nur unter Pferden ist das ein Beweis tiefer Zuneigung.

Wonach riecht ein Pferd?

Sibylle Wiemer ist allergisch gegen Pferde, Heu, Stroh und Staub (was ihr ziemlich egal ist). Ihr Geruchssinn ist chronisch derart eingeschränkt, dass sie nicht einmal sauer gewordene Milchprodukte erkennen kann. Aber für Pferde hat sie eine ausgesprochen feine Nase: *„Jedes Pferd riecht anders. Manche riechen ganz toll, eine süßlich warme Mischung aus Leder und Fell und Atem. Das genieße ich auch, völlig egal, ob ich eine Allergie habe. Manche haben einen etwas strengeren Geruch, herbsäuerlich, für mich deutet das auf Krankheit hin. Wenn Pferde draußen einfach auf der Wiese sind, riechen sie am allerbesten. Auch Pferdeschweiß kann toll riechen, es sei denn, er ist aus Angst oder Panik entstanden, dann hat er wieder diese herbe Note."*

Akustisch Hören! Es raschelt im Stroh, Pferdekiefer malmen und knurpsen auf Heu herum. Das Geräusch allein hat eine zutiefst beruhigende Wirkung auf das vegetative Nervensystem. Unser limbisches System verknüpft was wir hören und riechen direkt mit angenehmen Emotionen. *„Einfach nur die Pferde Heu kauen hören"*, schwärmt eine Bekannte von mir, *„dann fällt alles von mir ab."* Und eine andere sagt: *„Egal wie mein Tag so gelaufen ist, wenn ich den Stall betrete und von meinem Wallach mit einem Wiehern begrüßt werde, ist der Tag auf jeden Fall ein bisschen schöner!"*

Haptisch Berühren! Stroh und Heu, Holz, Leder, Pferd …

Nehmen Sie sich mal wieder die Zeit, zu spüren. Halten Sie öfter einmal inne in Ihrem Tun und begleiten Sie bewusst mit Ihren Gedanken, wie es klingt, wenn Sie das frische Heu oder Stroh aufschütteln, atmen Sie den Duft ein – und berühren Sie es. Lassen Sie bewusst Ihre Finger durch rieselnden Hafer tauchen, über Decken und Zaumzeug gleiten – bei der Lederpflege oder einfach nur mal so. Und spätestens, wenn Sie das nächste Mal Ihr Pferd berühren – tun Sie es mit vollem Herzen.

Verweilen Sie im Augenblick. Spüren Sie die Körperwärme, die Muskeln, die Haut unter dem seidigen Fell wie unter den dreckverkrusteten, lehmpanierten Stellen. Sind es stumme Zeugen vom letzten Matschgalopp? Vom befreiten Wälzen auf der Weide? All das ist Glück, ist pralles Leben. Buchstäblich anfassbar, zum Greifen nah, wenn wir nicht abwesend sind, uns ablenken lassen oder gleichgültig darüber weggehen.

•

Für meine Freundin Kerstin wird ein Stall zum Kraftort, *„wenn sich dieses Gefühl einstellt, diese Ruhe, der Frieden. Zwei Pferde, die Fellpflege betreiben. Wenn ich sehe, wie sie im Sommer alle im Schatten der Bäume stehen und sich gegenseitig mit dem Schweif die Fliegen aus dem Gesicht wedeln. Diese Momente, in denen man das Gefühl hat, die Zeit bleibt für einen Augenblick stehen. Wo man spürt, da ist nicht nur ein Pferd, da ist mehr. Da ist Weisheit, da ist Vertrauen, da kann ich mich fallen lassen. Am meisten erfreue ich mich an meinen Pferden, wenn sie oben von der Wiese runtergaloppiert kommen oder einfach nur friedlich grasen. Ich liebe das Geräusch, wenn sie ihr Heu mahlen, dabei schnauben und einfach nur ein Gefühl von Frieden vermitteln. Ich muss gar nichts mit ihnen machen. Mir reicht es, wenn sie da sind.“*

Achtsam werden Eine wertschätzende Geisteshaltung beginnt im Stall, dem Zuhause, das wir unseren Pferden einrichten, und das weit mehr ist als einfach ein Gebäude aus Holz und Stein mit Wiesen drumherum.

Um uns das einmal mehr bewusst zu machen, lege ich Ihnen folgende kleine Übung ans Herz: Bevor Sie das nächste Mal zum Pferd gehen, gleich wenn Sie den Stall betreten haben, lassen Sie schon den Raum einen Moment lang auf sich wirken. Schließen Sie die Augen. Lauschen Sie. Hören Sie nur zu. Suchen Sie sich eine ruhige Ecke und warten Sie einen Moment. Ist es wirklich so still, wie Sie dachten? Was hören Sie? Was riechen Sie? Was nehmen Sie mit Ihren anderen Sinnen verstärkt wahr, wenn Sie die Augen geschlossen halten und einfach nur wirken lassen, was an Reizen auf Sie einströmt. Atmen Sie dabei ganz bewusst. Hören Sie wirklich einfach nur zu. Wie viele verschiedene Geräusche sind da? Was hören Sie tatsächlich? Lassen Sie die besondere Atmosphäre auf sich wirken. Kommen Sie erst einmal an. Und bitte: Danach nicht in der üblichen Eile weiterhetzen, die „verlorene Zeit" wieder reinholen wollen. Schalten Sie einen Gang runter. Machen Sie langsam. Es wird Ihnen gut tun und auf Ihr Pferd abfärben!

Wir nehmen mit allen Sinnen wahr Wir erfassen weit mehr als das, was wir mit den Augen sehen. Wir sehen weit mehr, als wir mit dem Bewusstsein aufnehmen. Durch Anfassen und Streicheln tauchen wir in das Energiefeld unseres Gegenübers ein. Auch das ist leicht nachzuvollziehen und von jedem von uns schon erlebt worden: *„Für mich füllt die Energie der Tiere den Stall mit Leben und macht ihn zum Kraftort. Ein verlassener Stall, eine leere Box hat nicht dieselbe Energie."*

Für Evelyn beginnt der Frühling in dem Moment, wenn die Schwalben wiederkehren. Sie feiert diesen Tag, dieses lärmende, fröhliche Ereignis, wenn die lehmigen Nester von den emsigen Flugakrobaten wieder mit Leben erfüllt werden, jedes Jahr aufs Neue. Sie teilt ihn strahlend mit dem gesamten Freundeskreis und alle freuen sich mit: „*Die Schwalben sind zurück. Jetzt ist Frühling.*" Ein Stück Beständigkeit, Verlässlichkeit, ein Stück heile Welt. Alles ist gut.

•

Auch die Barockreiterin Claudia Witting kommt zum Unterrichten oft in große oder kleinere Ställe: „*Ich habe nicht viel Aufmerksamkeit für anderes, weil ich für meine Schüler(pferde) da bin. Dennoch spüre ich, wie die Pferde sich dort fühlen. Manche sind traurig, manche angespannt, manche zufrieden. Ich fühle, ob es ein Stall mit viel Ehrgeiz ist oder ob vorrangig das Pferdewohl ansteht. Mein eigener Stall ist mein Wohnzimmer – zu Hause habe ich gar keinen solchen Raum. Der Stall, in dem die Pferde wohnen, um die ich mich kümmere (ich sage bewusst nicht ‚meine Pferde', denn sie gehören sich selbst), ist der Ort, an dem ich am meisten Kraft tanke und gebe. Für mich gibt es besonders abends nichts Schöneres, als diese Pferde Heu kauen zu hören oder sie zufrieden auf den Wiesen grasen zu sehen. Oder dort auch mal wild toben – und wenn es die Grasnarbe kaputt macht, egal.*"

Linda Tellington-Jones schleicht sich dafür manchmal sogar im Dunkeln hinaus: „*Es gibt diese besondere Zeit mitten in der Nacht, in der liebe ich es, in den Stall zu gehen. Wenn es sonst ganz still ist und nur die Pferde leise in der Dunkelheit Heu malmen, dann höre ich einfach nur zu. Ich sitze ganz still dabei und werde ein Teil von ihnen. Für mich sind das magische Momente. Oder ich gehe nachts hinaus auf die Weide, stehe ruhig da oder setze mich ins Gras und die Pferde kommen zu mir. Auf diese ganz ruhige, sehr spezielle Weise mit ihnen zusammen zu sein – das ist auch ein Verbundensein mit der Erde.*"

Ein guter Ort, an dem Pferde leben, lässt uns auftanken und durchatmen, gibt uns Frieden.

Uta Gräf: „*Der Stall ist und war für mich immer schon ein Ort, an dem ich mich einfach wohlgefühlt habe und wo ich schon als Kind gerne viel Zeit verbracht habe. Es ist zum Beispiel toll zu sehen, wie die*

Pferde bei uns zufrieden dreinschauen, wenn sie von der Weide in den Stall kommen und ihr Heu fressen oder auf den angrenzenden Paddocks herumspazieren. Der Stall strahlt eine Ruhe und Geborgenheit aus, die sich auch auf uns Menschen überträgt. Für mich sind die besten Tage, an denen ich einfach nur zu Hause im Stall sein kann und in Ruhe mit den Pferden umgehen und sie reiten kann. Für die Zukunft wäre es wünschenswert, wenn sich der Trend zu mehr Raum und Luft im Stallbau fortsetzen würde. Es hat sich schon enorm viel getan, wenn ich noch an die Ständerhaltung in der Vergangenheit zurückdenke."

•

Ich glaube fest, dass fast jeder Stall auf dieser Welt zu einem Kraftort werden kann. Doch was ist das eigentlich? Was macht einen Stall dazu? Zum Kraftort? Wer oder was verleiht ihm diese besondere Energie, die uns aufatmen oder zufrieden seufzen lässt? Was gibt uns das Gefühl, angekommen zu sein? Aus der Sicht von Feng-Shui Fachfrau Shara Roshan ist es dafür unabdingbar, „*dass der Mensch dem Ort wie dem Tier innerlich bewusst und respektvoll gegenübersteht*". Eine Gewinnerzielungsabsicht ist dabei völlig in Ordnung, aber sie sollte ein Fundament aus Liebe, Dankbarkeit, Anerkennung und Respekt haben.

Wodurch aber entsteht solch ein Fundament? Für Sibylle Wiemer sind das „*ein, zwei, drei Leute, die sich voll dafür engagieren und machen und tun. Die Ställe können noch so schön gebaut sein, viel wichtiger ist aber, dass jemand dahintersteht, mit Herz und Seele Ansprechpartner und Vermittler für Mensch und Pferd ist, jemand der sich kümmert, auch um die Energie der Gebäude, die Tiere, die Menschen, die sich da alle treffen … Der ganze Körper mag funktionieren, aber das Herz sind diese paar Menschen, die das Ganze zusammenhalten, tragen und prägen.*"

Auch Olympiasiegerin Ingrid Klimke ist der Ansicht, dass jeder Stall *„eine gute Seele braucht, die sich um das Wohl der Pferde kümmert, für sie da ist und nach ihnen schaut. Wir achten auch darauf, dass die Pferde im Stall nebeneinanderstehen, die sich mögen.“*

•

Für Ulrike Dietmann muss vor allem Liebe in einem Stall spürbar sein: *„Liebe ist der Schlüssel – alles andere geht daraus hervor.“*

Ein Bewusstsein für den Ort und die Tiere, ein lebendiges Herz und eine gute Seele sind also weitere Zutaten für einen Kraftort. In einem solchen Stall tanken dann nicht nur die Pferde, sondern auch wir Menschen auf und können uns zu Hause fühlen. Vielleicht ist es das, was wir spüren können, wenn wir solche „heiligen Hallen“ der Pferdegeschichte betreten – und wenn wir im Gegensatz dazu einen krassen Unterschied wahrnehmen zu einigen anderen bekannten Zuchtstätten, wo weder die Stuten noch ihre künstlich erzeugten Fohlen Namen haben, sondern nur noch Nummern tragen.

Ein Stall muss mitnichten imposant sein, um auf seine Bewohner und Besucher eine heilsame und kraftspendende Wirkung zu haben. Einer der erbärmlichsten und zugleich weltbewegendsten Ställe soll vor etwa 2000 Jahren etwas außerhalb von Bethlehem gestanden haben. Eins jedenfalls ist sicher: Entscheidend ist der achtsame und wertschätzende Umgang mit dem Ort und allen dort wohnenden Tieren und Menschen.

Die Bedürfnisse der Pferde

Fühlt sich mein Pferd wohl in seinem Stall? Der erste Schritt, um dies herauszufinden, ist die ehrliche Beantwortung der folgenden Frage: Wenn ich mein Pferd wäre – würde es mir hier gefallen?

Nehmen Sie sich Zeit für die Antwort. Länger als nur einen Augenblick. Suchen Sie nicht mit dem Kopf, mit dem Verstand. Finden Sie mit dem Gefühl! Lassen Sie Ihre Vorstellungkraft für sich arbeiten:

Rollenspiel Lassen Sie Stall und Weide auf sich wirken. Tauchen Sie mit ganzem Herzen ein, lassen Sie los und versetzen Sie sich dabei in die Perspektive Ihres Pferdes. Nehmen Sie die „Menschenbrille" ab. Stellen Sie sich das ruhig bildlich vor. Setzen Sie die „Pferdebrille" auf und betrachten Sie das Zuhause des Ihnen anvertrauten Vierbeiners aus diesem Blickwinkel, aus den Augen und mit dem Herzen Ihres Tieres. Fühlen Sie, wie es ist, hier Pferd zu sein! In diesem Stall. Bei Ihnen.

Malen Sie sich aus, Sie würden Ihr gesamtes Leben hier verbringen, als Pferd: Was gefällt Ihnen gut – was gefällt Ihnen nicht so? Was ist für Ihre Gesundheit, Ihr Wohlbefinden, Ihre Zufriedenheit förderlich – und was fehlt? Und wenn etwas fehlt – machen Sie sich eine Liste, und fangen Sie an, diese Hausaufgaben abzuarbeiten, eine nach der anderen.

Was tun, wenn Sie Dinge feststellen, die Sie scheinbar nicht ändern können (oder wollen)? Gehen Sie ehrlich mit sich ins Gericht, warum das so ist und so sein und bleiben soll. Denn *„kann ich nicht"* ist oft nur ein prima Schutzschild und gut getarntes Versteck für ein

„*will ich nicht*“ unseres inneren Schweinehundes – und von niemand anderem. Neu hinschauen ist die Devise!

•

Jochen Schumacher, Leiter des Reit-Zentrums Reken, betont den hohen Stellenwert einer pferdemäßigen Haltung für „*Gesundheit, Verhalten und Rittigkeit unter dem Sattel. Sie gibt dem Pferd Halt – Stabilität – Sicherheit – Entspannung – ein Zuhause. Geschlossene Boxen akzeptieren wir in Reken nicht. Es muss nicht immer ein Offenstall (Gruppenhaltung) sein, aber richtiges Sozialverhalten kann nur durch artgerechte Haltung und durch die richtige Zusammenstellung einer Gruppe erreicht werden.*

Pferde sind Fluchttiere und müssen die Möglichkeit haben zu lernen – durch Neugierde. Kaum fahren wir mit dem Traktor einen Ballen Silage in den Auslauf, so ist weder der Traktor noch die Plastikfolie ein Problem, sondern die Silage interessant: Positives Verstärken.

Viele Pferde trauen sich nicht, sich in engen Boxen zu wälzen, darum ist ein trockener Paddock wichtig. Nach der Nahrungsaufnahme, der morgendlichen Fütterung in der Sonne zu liegen, ist für unsere Pferde das größte Vergnügen. Die Kursteilnehmer können manchmal sogar im Liegen aufhalftern.

Der Paddock sollte so groß sein, dass die Möglichkeit gegeben ist zu schlendern, zu spielen und zu toben.

Bewegung, Wälzen und Schlafen macht aus Pferden verlässliche, zufriedene und entspannte Tiere unter dem Sattel und ist für ein gesundes Altern wichtig. Viele unserer Lehrpferde sind schon über 15 Jahre bei uns und eines sogar über 20 Jahre.

Es ist nicht ganz leicht zu erkennen, ob ein Pferd sich bei jeder Witterung wohlfühlt. Ich glaube, es gibt Pferde, die sind über Nacht gerne in ihrer Box (Minimum 4 x 4 m mit Paddock). Es gibt solche, die stellen sich bei Regen gerne unter, einigen macht Kälte nichts aus, an-

deren wohl. Einige Pferde tragen dann auch gerne eine Decke, andere entwickeln ein dickes Fell. Es ist sehr wichtig, sich nicht von persönlichen Wertschätzungen und Empfindungen (mir ist kalt/warm) leiten zu lassen. Ich beobachte die Pferde und entscheide dann, bereit, die Situation zu ändern, im Sinne des Pferdes. Wenn es bei Regen vor Kälte zittert, aber bei der Gruppe bleiben möchte, dann hole ich ein zweites Pferd mit in den Stall und stelle beide ins Trockene.

Man darf nicht alle Pferde in einen Topf werfen, sondern muss jedes Tier individuell betrachten, und zwar unter dem Motto: Was ist für das Pferd das Beste, nicht für den Menschen!"

Wie wird ein Stall pferdefreundlich? Ich bin derselben Meinung wie Linda Tellington-Jones. Man kann aus allem etwas machen! Kleine Veränderungen sind überall möglich und sie bewirken manchmal Großes. Linda Tellington-Jones: *„Man kann mit kleinen, effektiven Maßnahmen viel verbessern. Mit Farbe zum Beispiel, oder indem man Licht hereinlässt. Ich war kürzlich in einer Anlage in Österreich mit sehr schönen Stallungen. Große Boxen von fünf mal fünf Metern, mit niedrigen Wänden, sodass die Pferde Kontakt halten konnten. Die Futterraufen waren so platziert, dass sie sich beim Fressen trotzdem nicht störten oder ärgerten. In derselben Anlage gab es auch einen Stall für Gastpferde. Diese Boxen waren ringsherum verbrettert, sodass die Pferde weder sehen konnten, was um sie herum geschah, noch Kontakt zu anderen aufnehmen. Wie traurig! Also, was tun? Wir entfernten kurzerhand auf Augenhöhe der Pferde eine Reihe der 30 Zentimeter breiten Bretter, sodass sie sich zumindest sehen konnten. Bereits diese eine kleine Veränderung hat einen Riesenunterschied gemacht.*

Man kann auch die Boxentüren öffnen und mit einem Netz oder Stricken verhindern, dass die Pferde hinauslaufen, wenn es keine andere Möglichkeit gibt, damit die Pferde hinausschauen, miteinander kommunizieren und die anderen wahrnehmen können. Ich höre oft das Argument: Meine Pferde werden nervös, wenn sie nicht ungestört fressen können. Manche Pferde belästigen oder bedrängen tatsächlich andere beim Fressen, dies passiert aber eher bei zu wenig Platz.

Pferde brauchen Beschäftigung, etwas zum Nachdenken und zum Beobachten, damit sie interessiert bleiben, wenn sie schon im Stall sein müssen. Denn ganz wichtig – Pferde müssen draußen sein dürfen. Täglich und gemeinsam mit anderen Pferden. Alles andere bedeutet Bewegungsmangel und tatsächlich Isolationshaft. Sie brauchen die Möglichkeit, andere Pferde zu sehen, zu kommunizieren, Körperkontakt zu haben, dabei zu sein. Und natürlich viel Licht, saubere Luft, frische Einstreu, wenn sie im Stall sind.“

•

Schaffen Sie Bewegungs- und Spielanreize durch geschwungene Wege und künstlich aufgeschüttete Hügel. Platz, Platz, Platz – mit unterschiedlichen Untergründen – und wer sagt, dass ein Paddock vier rechte Winkel haben muss?

Kleine Herausforderungen zur Beschäftigung kann man auch bei der Nahrungs- und Wasseraufnahme anbieten: Etwas Ideenreichtum bei der Heufütterung und weitere Strecken zur Tränke, vielleicht sogar mit einer Matschkuhle, sind ein guter Anfang. Im Internet habe ich Do-it-yourself-Lösungen von durchlöcherten, an Gummiseilen hängenden Regentonnen statt Heunetzen gesehen. Andere Pferdehalter haben das Raufutter portionsweise an eine Art rotierende Wäschespinne gehängt, sodass die Pferde sich beim Fressen mitbewegen mussten. Warum nicht?

Es führt kein Weg an Kontakt zu Artgenossen vorbei, und zwar männlichen und weiblichen. Und wenn ein Umzug ansteht, am besten zusammen mit einem Kumpel den Stall wechseln – das macht den Ortswechsel wesentlich stressfreier fürs Pferd!

Drängen Sie das Hochleistungsgras der Viehwirtschaft zurück, säen Sie magere, artenreiche Wiesen mit Kräutern nach!

Zweifelsohne lassen sich manche unserer gemeinsamen Wünsche und Träume in Bezug auf eine optimale Pferdehaltung nicht von heute auf morgen umsetzen. Als Ziel aus den Augen verlieren sollten wir sie aber niemals. Das sind wir unseren Pferden – und uns selbst – schuldig. Wie so ein Pferdeparadies, ein wahrhaftes Utopia aussehen könnte, das können wir jederzeit entwerfen und nach und nach wahr werden lassen.

Ich möchte auf den folgenden Seiten mit Ihnen zunächst den Status quo anschauen. Ich möchte Sie dazu anregen, das derzeitige (oder auch künftige) Zuhause Ihres Pferdes mit anderen Augen zu betrachten, ein paar Sichtweisen ins Spiel bringen, Ihnen Tipps geben, die über das, was Sie eh schon wissen, womöglich recht weit hinausgehen. Vielleicht keimt daraufhin in Ihnen der Wunsch, etwas zu verändern, das Sie so noch überhaupt nicht betrachtet haben. Vielleicht stellen Sie in der Folge – unabhängig von Ihrer Komfortzone – fest, dass alles gut so ist, wie es ist. Oder Sie räumen Ihren Spind und ziehen womöglich sogar um, mitsamt Ihrem Pferd. Vermutlich irgendwas dazwischen.

Vor allem möchte ich Ihnen diese eine Idee mitgeben:

Alles ist möglich. Und alles, was wir tun oder lassen, hat eine Konsequenz, für die wir verantwortlich sind – und niemand sonst.

•

Gestern schrieb mir eine unglückliche Klientin, die sich erst vor einem halben Jahr den Traum vom eigenen Pferd erfüllt hatte: *„Der Stall ist leider mitten im Acker, die Wege sind sehr matschig, nicht begehbar, sodass wir nicht raus können, ich fühle mich so oft hilflos* *und von irgendwelchen Gegebenheiten abhängig. Denn ich bräuchte eben auch viel Begleitung und Unterstützung. Die Menschen, die das in meinem Sinne machen, wohnen leider nicht hier.*

Meine Stute lebt in einem Offenstall mit sechs Wallachen, es gab leider viel Unruhe durch diverse Ein- und Auszüge von Pferden. Ich habe das Gefühl, sie braucht Pferde, aber sie reagiert mit viel Abwehr auf die anderen, vor allem aus Futterneid und sie hat wiederkehrenden Durchfall. Der Stall ist ganz gut, es gibt ein paar Unterstände, die die Pferde aber als Klo benutzen und die leider nicht eingestreut sind. Ich finde das schlimm, weil die Pferde keine trockenen Liegeplätze haben. Das wurde mir aber erst jetzt klar, als es kälter und nasser wurde. Ich war schon dran, einen neuen Stall zu suchen – aber die Frage ist, ob das mein Pferd überhaupt stört?"

•

Bedenken Sie bitte immer: Wenn wir den Stall verlassen, unserem Pferd den Rücken kehren, um uns unserem übrigen Leben zuzuwenden – uns mit Freunden treffen, im Kino oder Restaurant, während wir andere Sportarten ausüben, arbeiten oder schlicht nach Hause gehen – unser Pferd bleibt genau dort zurück, wo und wie wir es zurückgelassen haben. Sein Leben findet in den Räumen statt, die wir ihm gegeben haben. Tag um Tag. Daran sollten wir denken und uns immer mal fragen: Ist es ein guter Ort? Auch für dieses übrige Pferdeleben, während wir nicht da sind?

•

Linda Tellington-Jones: *„Ich denke gerade an diese Boxen mit kleinen Paddocks, die es einem Pferd ermöglichen sollen, ins Freie zu gehen. So eine Anlage habe ich gerade kürzlich wieder gesehen: ‚Auslauf' von vier mal fünf Metern an die Box angrenzend – was für ein Leben ist das? Ich glaube, das ist kein Leben … doch ich finde es vielverspre-*

chend, wenn ich mir anschaue, was sich zunehmend im Reitsport bewegt: Ich arbeite manchmal in Ställen mit Pferden, die eine Million Euro wert sind. Auch dort gibt es zum Glück immer mehr Menschen, die den Mut haben, andere Pferde zu suchen, mit denen sie die teuren Turnierstars zusammen rauslassen können. Mindestens auf Paddocks und noch besser auf die Weide. Das zu erreichen, das muss unser Ziel sein. Dass auch die Sportpferde draußen sein und viele Stunden am Tag grasen dürfen. Ursula Bruhns hat sich schon vor vielen Jahrzehnten im Reitzentrum Reken mit moderner Pferdehaltung beschäftigt und Wege aufgezeigt, wie man auch Warmblüter auf der Weide halten kann. Pferde müssen draußen sein dürfen."

Meine Klientin ist übrigens umgezogen. „Zufällig" wurde gleich nach unserem Kontakt in einem Stall, wo auch eine sehr gute Bekannte ihr Pferd stehen hat, ein Platz frei:

„Tagsüber Paddock mit anderen Pferden, im Sommer auf der Weide und nachts drin, Fütterung in der Box, Halle und feste Wege", schrieb sie mir. *„Erst war ich mir nicht sicher – es wäre der vierte Stallwechsel innerhalb eines halben Jahres. Heute hatte ich ein Treffen mit der Stallbesitzerin und plötzlich war ich ganz klar und ohne zögern habe ich direkt zugesagt. Dazu passte dann auch Ihre Mail heute Mittag.*" In der hatte ich nur gefragt, warum sie dort ist. Der Durchfall der Stute hing übrigens vermutlich nicht nur mit psychischem Stress zusammen, sondern auch organisch mit dem mehrmaligen Wechsel des Heus. Das mikrobielle System des Pferdedarms reagiert extrem empfindlich darauf, auch wenn die Sorten sich sehr ähneln, und selbst die Gabe von Hefe bringt keine Veränderung. Einschleichen heißt die Devise! [20]

---

20 Das ist das Ergebnis der Studie „Effect of yeast supplementation on hindgut microbiota and digestibility of horses subjected to an abrupt change of hays" von P. Grimm, V. Julliand, C. Philippeau und S. Sadet-Bourgeteau, erschienen im Journal ‚Livestock science' im November 2015

Heu, Luft und Gesellschaft Dauerhafte Einzelhaltung von Pferden ist indiskutabel. Gleichwohl wissen wir, dass manche Pferde eine Box als zeitweiligen Rückzugs- und Schutzort durchaus zu schätzen wissen. Die Dosis macht auch hier das Gift, sprich Aufenthaltsdauer und Begleitumstände. Es gibt nicht die eine ideale Haltungsform für alle Pferde. Jedes Tier ist ein einzigartiges Individuum und sollte entsprechend angesehen und behandelt werden.

Für Jochen Schumacher sollte jede Unterkunft von Ponys oder Pferden individuell und bedarfsgerecht sein: „*Man kann nicht pauschal sagen, ein Offenstall ist gut und eine Box ist schlecht, sondern man muss die Balance finden zwischen den tierischen und den menschlichen Bedürfnissen. Nur so werde ich eine gute Harmonie zwischen Pferd und Reiter erreichen.*"

Pferde verschiedenen Ursprungs haben auch unterschiedliche Bedürfnisse. Ein Fünfgänger inmitten von Dreigängern sieht unter Umständen nicht nur anders aus, er hat allein aufgrund seiner anderen Körpersprache womöglich Stress, fühlt sich unwohl und fremd.

Sibylle Wiemer: „*Unser Auftrag ist es, die Leistung zu fordern, die genetisch gegeben ist, die Bewegung zu geben, die genetisch drin ist. Wir haben zum Beispiel vor kurzem mal durch Zufall unseren Kaltblüter fünf Einheiten lang, also fast drei Stunden hintereinander geritten. Er war glücklich und zufrieden, weil er ein Kaltblüter ist, auf Ausdauer gezogen: Er kann acht Stunden durch den Schwarzwald ziehen und Bäume rücken. Der geht nicht kaputt, wenn wir mal drei Stunden lang Schritt und Trab reiten. Im Gegenteil. Da war er warm und zufrieden. Und am Ende traversierte er durch die Bahn und war glücklich. Einen Araber zu haben und auf irgendeine Wiese zu stellen und einmal pro Woche ein bisschen Dressur zu üben – da kann ich nur sagen: falsches Pferd. Araber müssen aus meiner Sicht Distanzen gehen. So ein Andalusier oder Lusitano, die ganzen Iberer mit ihrer Wendigkeit –, wenn man die immer nur geradeaus reitet, ist das an ihrer*

Genetik total vorbei. Man kann doch nicht einen Tinker kaufen, nur weil er schöne lange Haare hat, sondern sollte sich überlegen, wofür ist ein Tinker gezüchtet worden? Oder wussten Sie, dass Shetlandpony und Andalusier genetisch fast völlig identisch sind? Man könnte die beiden problemlos miteinander kreuzen. Und wenn wir uns vor diesem Hintergrund überlegen, wie unterschiedlich diese beiden Rassen gehalten werden … Ein Shetty braucht Aufgaben, Arbeit und Abwechslung! Wenn sich jemand für ein Shetlandpony Zeit nimmt, sieht man das Potenzial. Oder – es gibt Pferde, da passt kein Westernsattel drauf, weil sie dafür nicht gebaut sind. Ich muss die Genetik meiner Pferde beachten – das hat für mich ganz viel mit würdevollem Leben zu tun. Und natürlich die Grundbedürfnisse: Auslauf, Futterqualität, Hufe machen, Zähne machen, Sattel prüfen – und zwar fachlich wirklich gut."

•

Pferd ist eben nicht gleich Pferd. Das fängt bei Fütterung und Stoffwechsel an und endet noch lange nicht beim Bewegungsbedürfnis. Pferde brauchen Raum und Weite, zusammen mit anderen Pferden, die sie mögen (!), damit sie sich in ihrem sozialen Umfeld auch sicher fühlen können.

Natürlich wissen wir das alles schon lange, und doch werden Pferde in Deutschland noch immer überwiegend in Einzelboxen gehalten. Die Ergebnisse einer in 2014 abgeschlossenen deutschen Studie über den Zusammenhang von Haltung und Verhaltensauffälligkeiten sind alarmierend: 90,5 Prozent der Pferde in Einzelhaltung ohne Paddock zeigen demnach teils multiple, also mehrfache Verhaltensauffälligkeiten! Und die Rate solcher Verhaltensstörungen und Problempferde könnte tatsächlich sogar noch weit höher sein, denn die von den zuständigen Veterinärämtern als „Problemställe" bezeichneten Haltungen mit Sanierungsstau, ohne Ausläufe oder mit überwiegend verhaltensauffälligen Tieren haben von vorne herein gar nicht erst mitgewirkt.[21] Na sowas! Die Einzelhaltung nimmt gravierenden Einfluss auf Psyche und Tagesablauf des Pferdes! In freier Natur verbringen Pferde den größten Teil des Tages, indem sie gemächlich im Schritt Futter suchen und grasen: nämlich vierzehneinhalb Stunden. Knapp zweieinhalb Stunden schlafen sie im Liegen, weitere fünf Stunden dösen sie im Stehen. Bleiben zwei Stunden, die mit äppeln, gegenseitigen Mähne kraulen, spielen und anderem verbracht werden. Unsere Hauspferde haben immer noch dieselben Grundbedürfnisse – aber kaum noch die Möglichkeit, sie zu leben – die wenigsten von uns können ihnen eine weitläufige Prärie bieten, und trotzdem ist uns klar, dass unsere Pferde umso gesünder bleiben, je dichter wir sie am Vorbild Natur halten. Artgerecht nennen wir das und fertigen Studien darüber an, wie wichtig das ist. Inwieweit unsere modernen Haltungsformen diesem Anspruch gerecht werden können, hat die Forschungsgruppe Pferdezucht und -haltung Agroscope des Schweizer Nationalgestüts Avenches anlässlich des Equidays am 2. November 2015 eindrucksvoll gegenübergestellt: In der Gruppenhaltung sieht der Tagesablauf unserer Pferde fast so aus wie der von Wildpferden. Bei der Einzelhaltung jedoch *„reduziert sich die Fressdauer auf ein Viertel des natürlichen Anteils und somit auf gerade einmal dreieinhalb Stunden. Den größten Anteil des Tages, nämlich mehr als fünfzehneinhalb Stunden, verbringen Pferde in dieser Haltungsform mit reglosem Stehen.“*[22]

---

21 Inauguraldissertation von Dr. med.vet. Andreas Thelen: „Zusammenhang zwischen Haltungsformen, Verhaltensstörungen und Erkrankungen bei Pferden unterschiedlicher Verwendungsrichtung“, Justus-Liebig-Universität Gießen 2014

22 „Haltungsform hat drastische Auswirkungen auf den Tagesablauf unserer Pferde“ von Pamela Sladky auf www.pferderevue.at, 19. 11. 2015

Selbst dann übrigens, wenn Heu und Stroh ad libitum, also zur freien Verfügung angeboten werden. Zum Vergleich: Pferde in freier Wildbahn tun nur zu 20 Prozent „nichts". Sie sind 60 Prozent des Tages mit Fressen beschäftigt und ein Artgenosse in Gruppenhaltung hält es ganz ähnlich mit 23 bzw. 57 Prozent.[23] Wenn wir dem Boxenpferd auch noch Heu und Stroh rationieren, ist es pro Tag statt dreieinhalb Stunden nur noch knapp eine Stunde lang zumindest durch Futteraufnahme abgelenkt. Dass das gegen seine Natur ist und krank macht, ist eindeutig. Eigentlich ganz klar, wie der Stall der Zukunft aussehen MUSS, oder? Und das sollte auch für Sportpferde[24] und Hengste[25] gelten! Ein wunderbares Beispiel dafür ist Nip Tuck, das Grand-Prix-Pferd des britischen Dressur-Olympiasiegers Carl Hester. Nip Tuck wird ganzjährig im Herdenverband auf der Weide gehalten.

Verletzungsrisiko, fehlende Motivation, mangelnde Leistung – wenn man ein paar wichtige Aspekte beachtet, sind das haltlose Vorurteile. Uta Gräf: *„Pferdehaltung ist eine ganz individuelle Angelegenheit, so individuell wie die baulichen Voraussetzungen und die Verfügbarkeit von Land und Platz. Ebenso individuell sind die Pferde mit ihren jeweiligen Vorgeschichten. Insofern ist es schwierig, ein Patentrezept auf alle Bedingungen anwenden zu wollen. Bei uns klappt die Herdenhaltung gut, weil wir viel (sehr viel) Platz und Futterangebot*

---

23 „Domesticated horses differ in their behavioural and physiological responses to isolated and group housing" von Kelly Yarnell, Carol Hall, Chris Royle und Susan L. Walker published in Physiology & Behavior (2015) Ausg. 143, Seite 51–57

24 Die Studienergebnisse sind übersichtlich zusammengefasst in einem Artikel des österreichischen Magazins Pferderevue, Ausgabe 2/2011

25 Briard, L., Petit, O.: ‚Resocialization of a stallion in a group of mares: restoring the natural structure of the horse', 40ème journée de la recherche équine. Actes de colloque, epidémiologie et pathologie, Paris, 18. März 2014, Seite 137–140

haben, sodass sich die Herde aus dem Weg gehen kann und sich nicht um Gras streiten muss. Zudem haben wir eine stabile Herde mit fast gar keiner Fluktuation. Neue Pferde bringen häufig viel Unruhe. Und wir haben nur Wallache in der Herde, das entspannt die Lage kolossal. Herdenhaltung falsch angepackt oder unter unpassenden Bedingungen kann zu Problemen führen. Unter guten Bedingungen ist sie für uns ein Segen, die Pferde genießen es und sind sehr ausgeglichen.“

Studien der britischen Pferdeexpertin Dr. Kelly Yarnell von der Nottingham Trent University belegen das. Eine Gruppenhaltung mit viel Platz bewirkt physische und psychische Verbesserungen, auch und gerade bei Pferden, die sich auf einem hohen Leistungsniveau befinden: *„Die täglich frei zurückgelegten Strecken bewirken eine Erhöhung der Grundkondition, das Immunsystem wird durch naturnahe Umweltbedingungen gestärkt, das Nervenkostüm durch ständige Außenreize stabilisiert. Eine abwechslungsreiche Bodenbeschaffenheit macht Hufe widerstandsfähig, die dauerhafte Aktivität sorgt für strapazierfähige Sehnen, Bänder, Muskeln und Knochen. Auch der Sportlerrücken profitiert dank ungehinderten Wälzens und bodennaher Fütterung von einer naturnahen Haltung, ebenso die Atemwege, die durch den beständigen Austausch mit Frischluft sauber und gesund gehalten werden. Dank der kontinuierlichen Bewegung bleibt die Verdauung in Schwung. Und nicht zuletzt wirkt sich artgerechte Haltung auch auf die Psyche des Pferdes aus: Durch das ständigen Ausleben von Komfortverhalten werden die vierbeinigen Athleten zufriedener, ausgeglichener und leistungsbereiter.“*[26] Und was ist mit dem Verletzungsrisiko? Die Ergebnisse einer Untersuchung, die von 2006 bis 2009 am Wissenschaftszentrum Weihenstephan der Uni München unter Leitung der Verhaltensforscherin Dr. Margit Zeitler-

26 Romo Schmidt im Artikel „Sportpferde im Offenstall“, Pferderevue 02/2011

Feicht die Häufigkeit von Drohgebärden und Unterlegenheitsgesten unter die Lupe nahmen, zeigen: Das Austreten gegen andere Pferde machte gerade mal 1,5 Prozent aller Verhaltensweisen in dieser Pferdegruppe aus und kam nur als Drohgebärde zum Einsatz. „*Kein einziges Mal in diesem dreijährigen Untersuchungszeitraum kam es zu einer Berührung, geschweige denn einem Treffer. Allerdings hatten die in dieser Forschungsarbeit beobachteten Pferde sehr viel Platz zum Ausweichen und Flüchten. In beengten Verhältnissen hingegen kann es durchaus zu Körperkontakten mit den Hinterhufen kommen*“, so die Zusammenfassung des Journalisten Romo Schmidt.

Darüberhinaus ist bekannt, dass Pferde in Einzelhaltung nicht nur signifikant stressanfälliger, nervöser und schwerer zu händeln sind als ihre fair gehaltenen Artgenossen, sondern dass dieser Stresspegel, im Körper sichtbar durch einen erhöhten Corticosteronspiegel, nachweislich zu Erkankungen (und Unfällen) führt. Pferde brauchen Gesellschaft und Freiraum genauso wie wir Menschen – wer hätte das gedacht?

Wir sind uns alle einig, dass Pferde soziale Bewegungstiere sind, die wir so art- und wesensgerecht halten wollen wie irgend möglich, denn das hält sie gesund. Wir brauchen nur ein wenig Mut, ihnen diese Freiheit zu geben.

Lassen Sie uns neu hinschauen, wenn wir uns darauf einlassen, Dinge zu verändern, die letztlich nur unseren Wünschen und Bequemlichkeiten gedient haben. Wenn wir uns ein bisschen „verpferdlichen“ und die Welt durch die Augen der Pferde betrachten, können wir einmal mehr gemeinsam Freude erleben und uns weiterentwickeln.

Es gibt viele Möglichkeiten, einen Stall und seine Umgebung bewusst zu gestalten, sodass sich die Pferde und die Menschen wohlfühlen, und das hängt viel weniger von unserem Geldbeutel ab als von unserer Bequemlichkeit und Bereitschaft.

Den Stall bewusst gestalten

Falls Sie sich als Mensch in Ihrem Stall nicht wohlfühlen, dort nicht entspannen und Kraft tanken können, klären Sie bitte als Erstes, ob es Ihrem Pferd oder anderen Stallbewohnern und Besuchern womöglich genauso geht, und natürlich, was Sie tun können, um diesen Zustand zu verändern bzw. abzustellen. Denn hier geht es um die Qualität des Ortes, an dem Ihr Pferd lebt und damit auch um Ihrer beider Lebensqualität. Liegt es an Ihnen? An Ihrer inneren Anspannung, an Stress?

Oder liegt es womöglich wirklich konkret an der Örtlichkeit? Nehmen Sie den Stall und seine Umgebung bewusst wahr. Freuen Sie sich, dass Sie und Ihr Pferd hier sein dürfen und fangen Sie an, etwas für den Bereich zu tun. Die Energie des Stalles wird sich verbessern, und das wird dem Ort, den Pferden und Ihnen gut tun.

Ausmisten Fangen Sie mit dem scheinbar Profanen an. Räumen Sie auf! Sortieren, entrümpeln, wegwerfen – bringen Sie Ordnung und damit Licht in die Sattelkammer, die voller Gerümpel ist. Räumen Sie Ihren Spind auf und befreien Sie die Futterkammer von Staub und Spinnweben. Machen Sie richtig sauber und putzen Sie den Stall von oben bis unten – von den Trögen und Tränken in den Boxen bis hin zu den Fenstern. Schaffen Sie Licht und Platz im Stall. Reparieren Sie die Dinge, die Sie für den Stallalltag wirklich benötigen. Trennen Sie sich ansonsten von unnötigem Ballast.

Ordnung im Außen begünstigt Ordnung im Innen.

Die subjektive Wärme, die wir durch ein bisschen Farbe, Dekoration und andere Kleinigkeiten schaffen, färbt von uns auf die Tiere ab. Es geht nicht darum, eventuelle Missstände zu kaschieren, sondern darum, Klima und Energie zu kräftigen. Wenn wir uns wirklich wohlfühlen, strahlen wir das aus – und umgekehrt.

Was spricht gegen ein weiteres Fenster oder eine Tür? Wenn Ihnen die Idee gefällt: Tun Sie's! Wenn Sie nicht „dürfen", obwohl Sie es sich wünschen – überlegen Sie, ob dies wirklich der Ort Ihrer Träume ist, für Sie und Ihr Pferd. Und falls nicht – was hält Sie? …

Nein. Netter Versuch. Bequemlichkeit, inneren Schweinehund, das liebe Geld – das lassen wir alles nicht gelten. Ich frage: Was hält Sie wirklich? Na gut, lassen wir das erstmal sacken. Wir kommen später noch darauf zurück.

Schaffen Sie Ordnung und Sauberkeit. Das klingt vielleicht banal, aber egal ob in Ihrer Wohnung oder im Stall: Es ist der erste Schritt, um eine Harmonisierung der Umgebung zu erzielen, sodass gestaute Energie wieder frei fließen kann. Bringen Sie Licht in den Stall und die Pferde raus ins Freie, ins Grüne, auf die Weide und unternehmen Sie einen schönen Spaziergang oder Ausritt durch den Wald. Auftanken, Kraft schöpfen! Ab in die Natur!

Das ist ein guter Anfang und eine wunderbare Belohnung nach so viel staubiger und anstrengender Arbeit.

Licht und Farbe Der Stall ist das Zuhause unserer Pferde. Sie wohnen dort. Allerdings haben sie sich diese Bleibe nicht ausgesucht, sondern sind darauf angewiesen, welchen Platz wir ihnen zugestehen und wie wir ihn gestalten. Manchmal sind es Kleinigkeiten, die nach Veränderung schreien, und die bewirken oft erstaunlich viel.

Ein paar helle, freundliche Farben statt tristem Einheitsgrau. Warme Sonnentöne, sommerliches Grün, Himmelblau – warum nicht? Lassen Sie keinen Maler dafür kommen, nehmen Sie selbst den Pinsel in die Hand und lassen Sie sich vom Schaffensprozess begeistern. Malen Sie Fenster! Landschaften, Bäume, Regenbögen. Wenn

Sie „nur“ Pächter sind und der Eigentümer nichts von Ihrem künstlerischen Eifer hält – na dann greifen Sie zu großen Papierbahnen, wie Maler sie zum Abdecken verwenden, gestalten die und hängen sie an die Wände. Oder verwenden Sie Stoff! Ja, tatsächlich. Man kann zum Beispiel einfach ein altes Bettlaken einfärben und bemalen. Ihrer Kreativität sind keine Grenzen gesetzt. Nur achten Sie bitte darauf, dass Ihr Pferd sich nicht verletzen kann oder seine Wertschätzung für Ihre Bemühungen dadurch anzeigt, indem es Ihr Kunstwerk anknabbert oder gar auffrisst. Natürlich immer auf Sicherheit und Brandschutz achten! Und wenn Sie nicht selber malen möchten – es gibt sehr schöne Poster! Und auch einfarbige Flächen in Orange, Grün, Gelb oder Blau setzen frische Impulse und können sogar heilen helfen.[27]

Als meine Stute Sunny schwer erkrankte und für Monate Stall und Paddock nicht verlassen durfte, haben wir die Innenwände neu gestrichen und die Weide hierher zu uns geholt: blauen Frühlingshimmel, weite Weiden, Gräser, Blumen an die Stallwände. Ein kleines bisschen Farbe kann einen solchen Unterschied zaubern: Sie kann wirklich aufbauend wirken und nicht nur Lebensfreude, sondern auch Energie, Hoffnung, Kraft und Trost spenden – ausgleichend wirken oder beruhigen – je nachdem, was anliegt und gewünscht ist.

Natürliche Materialien Um unsere Pferdeställe zu gesundheitsfördernden Wohlfühlorten zu machen, haben wir allerlei Möglichkeiten, die über den üblichen Blickwinkel hinausgehen. Doch gerade der ist manchmal nötig, wenn alles andere bereits abgeklärt ist – wir

---

27 Zum Weiterlesen: „Farb- und Musiktherapie für Tiere“ von Dr. Rosina Sonnenschmidt, Sonntag Verlag 2000

haben das durch Fallbeispiele in den vorangehenden Kapiteln bereits gesehen.

Wie sieht der ideale **Bodenbelag** aus, wenn ich meinem Pferd etwas Gutes tun möchte? Die Ergebnisse einer Schweizer Studie[28] mit Pferden in Gruppenhaltung sind eindeutig: Die Liegezeiten und somit wirklichen Erholungsphasen stehen in direktem Zusammenhang mit dem angebotenem Untergrund und der Größe der Liegefläche. Auf Beton kann sich niemand wohlfühlen, harte, nackte Gummimatten sind ebenfalls wenig einladend. Ein schönes Einstreubett aus trockenem, verformbarem Untergrund hat die vierbeinigen Probanden dagegen magisch angezogen – sie schliefen länger und häufiger. Und wirkliche Tiefschlafphasen sind auch für die Pferdegesundheit unabdingbar.

Von solchen Angeboten ist auch Linda Tellington-Jones begeistert: *„Ich habe in Deutschland einen Offenstall gesehen, in dem es verschiedene Liegeplätze gab, einfach im Auslauf verteilt, mit einer Art weichen, flexiblen Gummimatratzen als Unterlage und darauf Sand und Stroh. Die Pferde liebten das."*

Per Gesetz sind aus seuchenhygienischen Gründen vielerorts Naturböden im Stall nicht mehr erlaubt. Darum weichen viele Pferdehalter gezwungenermaßen auf Gummimatten und Beton bei Liegeplätzen und in Boxen aus. Ein undurchlässiger Lehmboden kann hier eine gute Alternative sein, um eine gesundheitsschädliche Wirkung zu minimieren. **Lehmboden** kann auch bei Problemen mit Strahlung positiv feldverändernd und verbessernd wirken.

---

28 Die Studie „Variation der eingestreuten Fläche im Liegebereich: Auswirkungen auf das Liegeverhalten von Pferden in Gruppenhaltung" von C. Rufener, A. Patt, I. Bachmann, J.-B. Burla und E. Hillmann wurde im Rahmen des Jubiläums ‚10 Jahre Netzwerk Pferdeforschung Schweiz' am 16. April 2015 in Avenches vorgestellt und auch in der Zeitschrift *‚Agroscope Science' Nr. 19/2015* veröffentlicht.

Hier kommen wir in den Bereich der Geomantie und Radiaesthesie. Diese Wissenschaften beschäftigen sich mit Auswirkungen beispielsweise von der Gitterstruktur der Erde, von Wasseradern, elektromagnetischen Feldern oder geologischen Verwerfungszonen auf Lebewesen. Nach ihrer Auffassung wirken sich solche Erdstrahlen ähnlich wie Funkstrahlung negativ auf unsere Gesundheit aus – manche Menschen und Tiere scheinen dafür sensibler und anfälliger zu sein als andere. Aus Sicht des Geomanten und Radiaestheten tut das Pferd dem Menschen darum gut, weil er mit ihm in Resonanz geht, also förmlich in sein (Kraft)Feld eintaucht. Der Architekturprofessor im Ruhestand und Radiaesthet Eike Hensch erklärt: „*Pferde sind wie alle Lebewesen Energiestrahler. Wenn sie gesund sind, rechtsdrehend*[29]*. Das Pferd ist seit Urzeiten Partner des Menschen. Gesunde Pferde in einem strahlungsfreien Stall machen ihn ganz natürlich zu einem Kraftort. Und natürlich gilt das auch umgekehrt: Pferde sind genauso empfindlich auf Wasseradern, Verwerfungen und ähnliche Störungen wie wir Menschen.*“

Das bekannteste Instrument, um derlei festzustellen, ist die einfache l- oder y-förmige Wünschelrute. Daraus haben die Wissenschaftler hochkomplexe Messgeräte entwickelt, etwa die sogenannte H3-Antenne oder die Lecher-Antenne®, die feinste elektrische Signale und andere Frequenzen erfassen helfen.

---

29 Die Form der Ausbreitung einer elektromagnetischen Welle kann links- oder rechtsdrehend sein. Alles auf der Erde gibt eine Resonanzstrahlung mit einer bestimmten Drehbewegung ab, die eine entsprechende Wirkung auf unseren Organismus hat. Dabei wird rechtdrehend mit Integration, Vitalität, Frische und einem belebenden, aufbauenden, gesundheitsfördernden Effekt gleichgesetzt. So sollten also unser Wasser und unsere Nahrung beschaffen sein. Hohe Intensitäten (Stärken) und Langzeiteinwirkung, auch bei rechtsdrehender Polarisation, können das Nervensystem schädigen!

Elektrosmog, Mobilfunkstrahlen und Umweltgifte schädigen unsere Pferde ebenso wie uns. Einige Materialien oder bauliche Maßnahmen sind dabei aus Sicht der Geomantie besonders bedenklich. Denken wir nur an Hochspannungsmasten über Weiden, Stromdrähte als Fraßschutz und als Weidezaun oder die obendrein quecksilberhaltigen Leuchtstoffröhren – lieber auf LED-Lampen umrüsten. Schon rein physikalisch gibt es Gründe, auf Metall möglichst zu verzichten. Edelstahl entzieht dem Körper Energie, besser also verzinktes Material verwenden.

Metall begünstigt physikalische Resonanzwirkungen. Es ist sogar der größte Resonator, den wir kennen. Das heißt, es nimmt Schwingungen aus der Umwelt auf und verstärkt sie noch. **Metallgitter**, egal ob verzinkt oder aus Edelstahl, bauen störende, elektromagnetische Felder auf. Horizontale Verbindungen sind dabei weniger bedenklich als senkrechte.

Wenn sie senkrecht verbaut sind, wirken Metallstäbe wie eine Antenne und schaukeln sich in der Wirkung von Gitterstab zu Gitterstab noch mehr auf. Unter Umständen entsteht so eine massiv schädigende Strahlungsproblematik. Eike Hensch: *„Durch Anregung der Störfelder werden Metallteile zu resonanzfähigen Gebilden. Diese Resonanzfähigkeit ist abhängig von der Wellenlänge der Anregung und der Wellenlängenähnlichkeit des Metallteils.“* Sensible menschliche Naturen klagen dann über Befindlichkeitsstörungen wie Kopfschmerzen, Schlafmangel, Kälte, Konzentrationsschwierigkeiten, Erschöpfung und Unruhe. Heilpraktiker vermuten auch eine Begünstigung von Krebserkrankungen.

Manchmal liegt der Strahlungsverstärker auch unter der Erde. Wenn etwa eine unterirdische Wasserader ungünstig unter einer Pferdebox entlangläuft, die zusätzlich mit senkrecht stehenden Metallstäben abgetrennt ist, verändert dies häufig das natürliche erdmagnetische Feld und kann dadurch krankmachend wirken. Die (negative)

Schwingung verstärkt sich und gibt die Information kumulierend weiter. Das haut das stärkste Pferd um, schwächt auf Dauer das Immunsystem, beinflusst die Psyche oder macht die Beine dick.

Andererseits ist es auch hilfreich zu wissen, dass Katzen, ganz anders als etwa Pferd und Hund, ein Fell haben, das die Eigenschaft besitzt, umzupolarisieren. Eike Hensch: *„Jedes Säugetier benötigt schwach rechtszirkular abstrahlende Zonen. Aber die Katze ist ein Lauerjäger und hat sich auf ihre Weise angepasst. Sie wartet (auch auf linksdrehenden Zonen) vor dem Mauseloch im Schatten ab. Ihr Fell wandelt die linkszirkulare Strahlung in eine rechtsdrehende. Deshalb wurde früher auch Katzenfell als Hilfe gegen Rheuma verwendet."* Linksdrehende Strahlung kann Katzen viel weniger anhaben. Wegen ihres besonderen Fells vertragen sie auch „schlechte Plätze" wie Gitternetzkreuzungspunkte oder linksdrehende Wasseradern. Sie halten sich auch gern in der Nähe von kranken Menschen oder Tieren auf. Manche glauben, um die Krankheit „herauszuziehen". Andere sehen Katzen schlicht als „Anzeiger". Auf jeden Fall kann es nicht schaden, darauf einmal mehr zu achten.

Selbst wenn bei Ihnen weder Strom- noch Mobilfunkmasten in der Nähe sein sollten, wie Eike Hensch eindrücklich betont: *„Vielfältige Gegenstände im Umfeld des Menschen stehen in Resonanz und werden zum Strahler!"* Wir sollten darum vorsichtig sein. Verwenden Sie so wenig Metall wie möglich und wenn es sich nicht umgehen lässt, dann aus radiaesthethischer Sicht am besten als Querstangen, und wie gesagt in der verzinkten Variante. Damit werden ungünstige Einflüsse zumindest nicht noch weiter verstärkt. Zu große Intensitäten jedweder Strahlung schaden uns, vor allem langfristig. Stichwort: E-Smog im Stall- und Weidebereich. Manchmal ist ein Umzug oder Rückbau nicht so einfach möglich und ein **Elektrozaun** unumgänglich. Was kann ich als Pferdehalter dennoch tun, um eine potenzielle Schadwirkung abzumildern, auch wenn der Stall nur gemietet oder gepachtet ist? Eike Hensch hat einen pragmatischen Tipp: *„Den Strom für die Beleuchtung grundsätzlich ausschalten, wenn er nicht benötigt wird. Leuchtstofflampen und ihre Schaltrelais sowie sonstige elektrische Verteiler sollten nicht auf Wasseradern und Kreuzungspunkten von Erdgitterlinien montiert werden. Das muss von einem ausgebildeten Radiaesthetenen geprüft werden."*

Schlichter **Sand**, der sich nicht nur im Boden, sondern natürlich auch im Mörtel der Wände findet, ist speicherfähig: *„Die meisten Baumaterialien eines Stalles bestehen aus speicherfähigem Material: aus Holz und Siliciumoxid, also Sand. Sand ist überall, darum sind wir in der Lage, die abgespeicherten Energien zu erfassen."* Und zwar nicht nur mit Messinstrumenten, sondern auch mit unserem Körper und unserer Seele. Wir reagieren. Von einem Schaudern bis hin zu körperlichen Symptomen oder zur manifesten Krankheit. Sand wirkt an sich positiv, aber unter Umständen kehrt sich diese Wirkung um. Denn dem Sand ist es egal, was er speichert. Bei technischen Hochfrequenzeinflüssen und chemisch-toxischen Einflüssen tut uns das natürlich nicht mehr gut.

Wie finde ich heraus, ob das der Fall ist? Eike Hensch: *„Auch das kann am besten vor Ort durch einen guten Rutengänger kontrolliert werden. Beim Menschen können wir an der Medulla oblongata, das ist die Stelle am oberen Ende der Wirbelsäule, hinten direkt am Schädelansatz, radiaesthetisch feststellen, was den Menschen belastet. Das funktioniert am Tier ganz genauso."*

Und wenn Sie jemanden da haben, der Ihren Stall durchtestet, am besten auch gleich die Qualität des Trinkwassers prüfen.

Stallklima Es gibt ein paar einfache Tricks, um das Energiefeld eines Stalles positiv zu verändern: Eine Handvoll **Heilerde** alle halbe Jahr auf den Stallboden gestreut, kann in dieser Richtung buchstäblich vieles ins Positive wenden. Heilerde wirkt rechtsdrehend. Darüber hinaus besänftigt sie die Muskulatur und wirkt allgemein gegen Anspannung und Verkrampfung. Das Gleiche gilt für **Torf** und **Stroh** (wenn es nicht chemisch belastet ist durch chemische Halmverkürzer, Spritzmittel oder andere Umweltgifte). Auch das Bild einer rechtsdrehenden **Spirale**, an einer günstigen Stelle im Stall angebracht, kann den ganzen Raum positiv beeinflussen. **Porenbeton** dämpft Wasseradern und Hochfrequenzeinflüsse. Und auch **Hufeisen** (egal ob mit der Öffnung nach oben oder unten aufgehängt) bringen nicht nur Glück, sondern sollen auch positivierend wirken, wenn man, so Eike Hensch, *„eine sorgfältige Kontrolle als Radiaesthet beherrscht"*. **Muschelkalk** und **Kalkbruchsteine** absorbieren Schwingungen und wirken daher auf ihre Art „schützend". Der Naturbaustoff **Holz** hat eine viel wärmere und lebendigere Ausstrahlung als kaltes Eisen und Beton. Übrigens: Wenn es im Freien senkrecht und in Wuchsrichtung verbaut wird – also Wurzelende unten und Kopfende (Krone) oben – hält es sogar länger! Gegen Verbiss schützen Sie es am allerbesten durch genug Beschäftigung und Auslauf für Ihr Pferd. Und natürlich können sie auch spezielle Knabberzweige anbieten (siehe auch S. 100 ff. Pflanzen und Bäume). **Leder** sollte grundsätzlich natur- und pflanzengegerbt sein, damit es für den Träger nicht schädigend wirkt. Die Feng-Shui-Expertin Shara Roshan rät dazu, **Spiegel in Reithallen** unbedingt so anzubringen, dass der Lichteinfall den Verlauf der Sonne unterstützt und nicht gegenläufig wirkt. *„Das irritiert Pferde enorm"*, warnt sie.

Wasser ist Lebenskraft

Sauberes, frisches Wasser kommt am idealsten aus einem Steintrog, einem eingefassten Brunnen wie früher. Badewannen und Plastikeimer sind zwar praktisch, aber Pferde können ebenso wie Menschen sensibel reagieren auf Farbstoffe und

Weichmacher, die sich aus dem Plastik von Maurerkübeln lösen oder aus Blei in alten Rohrleitungen. Wenn es schon ein Plastikkübel sein muss, dann bitte einer, der für die Lebensmittelindustrie zugelassen ist und an einem schattigen Ort steht. Denn direkte Sonneneinstrahlung führt nicht nur zu unappetitlichen Algensuppen und Materialermüdung, sondern auch zu vermehrter Ausschwemmung der Plastikteilchen. Brunnenwasser sollte immer mal wieder auf eingeschwemmte Schwermetalle oder Gifte aus der Landwirtschaft untersucht werden. Und haben Sie schon einmal darüber nachgedacht, dass auch unser Leitungswasser auf den langen Rohrwegen einiges an Qualität einbüßt?

Schon die alten Römer wussten um die heilsame und antibakterielle Wirkung von rechtsdrehendem Wasser und haben es über große Entfernungen auf ihren Aquädukten herangeschafft.

Viele Leitungswasser sind durch Umwelteinflüsse und lange, gerade Leitungswege linksdrehend. Man kann Wasser aber oft schon durch einfache Mittel wieder umpolarisieren und seine Qualität verbessern: Etwa indem man Hohlmagnete, wie man sie für den Bau von Lautsprechern verwendet, an der Rohrleitung befestigt, durch Halbedelsteine wie Amethyst, Rosenquarz und Bergkristall oder durch Mistelzweige. Eike Hensch: *„Diese Maßnahmen sollten aber immer auf die Wasserfrequenz abgestimmt und das Ganze radiaesthetisch überprüft werden."*

Wenn unsere Pferde – genau wie wir – genügend trinken, hat das eine enorme heilende Wirkung. Gutes Wasser entschlackt, es spült durch. Jedes Wasser enthält gespeicherte Informationen.[30] Das macht

30 Der japanische Wissenschaftler und Autor Masuro Emoto hat dies anschaulich gemacht, indem er Wasserkristalle unter dem Elektronenmikroskop fotografiert hat, die er zuvor verschiedenen, gegensätzlichen Einflüssen wie Musik, Worten oder Emotionen ausgesetzt hat. Vgl. Masuro Emoto: „Die Botschaft des Wassers", KohaVerlag 2010

etwas mit uns. Es erhöht unsere Resonanzfähigkeit. Eine Eigenschaft, die gerade Therapiepferde quasi beruflich nutzen: Es unterstützt sie darin, zu spüren, was mit ihrem Klienten los ist, und darin, die Emotionen nach getaner Arbeit wieder loszulassen. Nicht zuletzt brauchen auch unsere Pferde die Möglichkeit, gut durchatmen zu können. Damit ist nicht nur Luft im Sinne von Sauerstoff und Lüften gemeint. Es geht um die Lebensenergie im Verständnis der traditionell chinesischen Medizin (TCM), die **Chi, Ki oder Qi** genannt wird.

Christian Torp: „*Gemäß der Definition von Gesundheit in der TCM, ist der Körper gesund, wenn das Qi frei durch alle Körperbereiche fließt. Daraus lässt sich folgern, dass jeder Krankheit eine Störung dieses ‚Energieflusses' vorausgeht. Sorgt man also für freien Qi-Fluss, dürfte das Auftreten von Krankheit die Ausnahme sein.*"

•

Shara Roshan: „*Das Chi ist ein unbegreifliches Phänomen. Es ist unsere Lebenskraft, pure Energie! Eckhart Tolle sagt: ‚Das Chi bewegt sich vom Unmanifesten zum Manifesten hin.' Chi ist im Atem enthalten und damit alles atmen kann, kommt es auf die richtige Richtung, Menge und Geschwindigkeit dieser Energie an. Wir müssen darauf bedacht sein, den Chifluss frei zu halten. Allein schon darum müssen Box oder Stall sauber sein. Damit sich ein Pferd in seiner ursprünglichen Erhabenheit und Liebe zu Weite und Raum wohlfühlt, sollten wir uns bemühen, auch energetisch für einen sauberen Ort für alle unsere Tiere zu sorgen. Wenn der Raum linksdrehend ist, wenn das Chi nicht fließen kann, dann ist der Raum unterversorgt und nimmt von Mensch und Tier Energie – wie eine heiße Tasse in einem kühlen Raum. Das ist eine schlichte, regulierende Wirkung. Irgendwann gibt auch eine Thermoskanne nach. Ein sauberes Shui (Wasserelement) im Lebensraum von einem Pferd ist äußerst wirksam für Mensch und Tier. Wenn wir den Stall in eine Rechtsdrehung aktivieren, etwa durch die Verwendung natürlicher Materialien, rechtsdrehendes Wasser, Effektive Mikroorganismen und eine energetische Reinigung, dann erreichen wir damit, dass an diesem Fleck quasi die Haut der Erde auch atmet und ihre Poren nicht verstopft oder versiegelt sind. Denn wenn eine Stelle auf unserer Haut mit Pflaster zugeklebt wird, ist dort die Atmung reduziert und nach ein paar Wochen wird das Folgen haben. Durch energetische Reinigung wird der Chifluss aktiviert. So sorgen wir gleichzeitig auch für eine Atmung der Erde. Kein Lebewesen fühlt sich in einem aktiven, von Chi durchströmten Raum unwohl. In einer solchen Umgebung bleiben Tier und Mensch vital.*“

Bauliche Veränderungen Denken wir mal buchstäblich um die Ecke. Manchmal liegt es tatsächlich an der Himmelrichtung, dass ein Pferd sich unwohl fühlt oder gar kränkelt. Unter Umständen wirkt dann eine bauliche Veränderung der Tür- oder Toröffnung Wunder. Feng-Shui-Beraterin Shara Roshan hat genau das schon des Öfteren erlebt: „*Manche Pferde reagieren stark auf die Himmelsrichtung, in die der Stall geöffnet ist. Verlegen Sie den Durchlass für das Pferd und schauen Sie, in welche Richtung es sich wohler fühlt. Aus meiner Erfahrung heraus kann ich sagen, nach Norden tun das die wenigsten. Die meisten Pferde finden eine Öffnung nach Westen oder Süden gut. Allerdings ist jeder Stall ein einzigartiges Gebäude und viele Faktoren kommen zusammen. So sind auch die Lage der Nachbargebäude und natürlich die Witterungsverhältnisse von Bedeutung. Und selbst die gründlichste Reinigung und die besten Feng-Shui-Maßnahmen reichen unter Umständen nicht aus, wenn Bewusstsein, Einsicht und Klarheit der Besitzer darüber fehlen, warum sie ein Pferd haben und was umgekehrt ihr Pferd wirklich braucht.*“

Natürlich können wir nicht so einfach probehalber in jede Wand einen Mauerdurchbruch stemmen. Aber wir können das simulieren.

Experiment Probieren Sie das folgende aus: Schreiben Sie den Namen Ihres Pferdes auf ein Blatt Papier, drehen Sie es auf dem Stallboden in verschiedene Himmelsrichtungen, entsprechend der Blickrichtung Ihres Vierbeiners, und spüren Sie hinein. Kopf aus! Hören Sie auf Ihr Bauchgefühl. Zur Verstärkung können Sie sich auch direkt auf das Papier stellen und erspüren, in welche Richtung Sie sich stellvertretend am wohlsten fühlen. Na?

Eine harmonische Umgebung schaffen

Bäume spenden Schatten und schützen vor Regen. Sie filtern die Luft, spenden Sauerstoff. Sie sind Ruheorte, laden Mensch und Tier zum Pause machen ein, zum Innehalten. Sie schaffen Verbindung und sind für das komplette Stallklima, für eine gute Luft sehr wichtig.

Wenn Sibylle Wiemer von dem Stall in Fintel schwärmt, wo sie über viele Jahre ihren Lebens- und Arbeitsmittelpunkt hatte, dann spielen für sie auch die einzigartige Natur der Lüneburger Heide, die Landschaft um die Stallgebäude herum eine große Rolle: „*Wasser und alte Bäume, das finde ich toll. Ein See, ein Bach, ein Fluss, das macht immer was aus. Alte Bäume geben einem Stall etwas ganz Einzigartiges. Klar – auch Arbeit, weil man die Eicheln wegharken muss. Aber dieses Spiel der Jahreszeiten, die Naturnähe, Sonne, Licht und Schatten … ich bin so ein Baumfan! Bäume geben immer Kraft! Fintel hat nur drei alte Bäume: eine alte Linde, eine große Eiche und eine Kastanie. Das ist zwar viel zu wenig – wenn es nach mir ginge, hätte ich ganze Alleen hier, auch als Schatten- oder Futterspender für die Pferde. Aber allein diese drei Bäume machen so viel: Die Pferde suchen die Nähe, die Ponyherde steht ganz viel unter der Kastanie, im Sommer wie im Winter.*“

Bäume pflanzen Haben Sie keinen Stallbaum? Pflanzen Sie einen! Überlegen Sie sich, welcher Baum für Ihren Stall passend ist. Oder falls Sie das Glück haben, schon ausreichend Bäume vor Ort zu haben, schauen Sie doch einmal, welche Eigenschaften Sie bei diesen Bäumen intuitiv erspüren. Oder lesen Sie nach, wofür die Bäume nach alter Überlieferung stehen. Hier ein paar Kurzporträts:

Die **Linde** schafft Gemeinschaftssinn. Sie ist ein „sozialer" Baum: „*... Wo wir uns finden, wohl unter Linden*" heißt es im Volkslied. Unter der Dorflinde wurde immer schon getanzt, erzählt, gelacht, sich getroffen. Sie lädt zum Miteinander-sein ein und soll Haus und Hof vor Unwettern, Krankheit und allem Bösen schützen. Sie steht für Milde, Entspannung, Entschleunigung. Wie Holunder, Liguster, Brombeere und auch Stechplame, wirkt sie dauerhaft positivierend. Ihre Blätter wirken fiebersenkend, beruhigend und reizlindernd für Bronchien und Magen.

Die altehrwürdige **Esche** – von den Germanen als Weltenbaum Yggdrasil verehrt – ist mit dem Ölbaum verwandt. Sie ist Sinnbild für Ursprung und ewiges Leben, für die Verbindung von Himmel und Erde, von Vergangenheit, Gegenwart und Zukunft, von männlichem und weiblichem Prinzip. Sie bringt uns auf neue Gedanken und macht den Kopf frei, wenn wir uns auf sie einlassen. Sie wirkt blutreinigend, stärkt Leber und Niere und hilft gegen Schwindel und Rheuma.

Auch die **Birke** gilt als heiliger Baum. Sie steht für Frische, Leichtigkeit, Fröhlichkeit, Aufbruch, Licht und Frühling. Sie hat eine träumerische Qualität, wirkt reinigend, entwässernd, schweiß- und harntreibend, stärkt das Herz und Frauen ganz allgemein.

Buchen werden laut Statistik 50-mal seltener vom Blitz getroffen als Eichen. Bis heute haftet ihnen etwas Magisches an. Aus ihrem Holz schnitzte man Runen. Ihre kühle Kraft gilt als ordnend und klärend für unsere Gedanken. Ihre Rinde als fiebersenkend, entzündungshemmend und hustenlindernd. Ihre Asche wirkt desinfizierend und gegen Krampfadern.

Die **Eiche** war Griechen, Römern und Druiden der heiligste Baum. In ihren Hainen fand Gerichtsbarkeit statt. Der Lieblingsbaum der Eichhörnchen ist Schützer und Bewahrer, stärkt Durchhaltekraft und Lebenswillen – und wächst gern auf Kreuzungen von Wasseradern. Ihre Blätter helfen gegen Durchfall. Sie wirkt blutstillend, zusammenziehend, entzündungshemmend, austrocknend und bakterizid.

Auch die **Kastanie** ist ein Buchengewächs und nah verwandt mit der Eiche. Sie ist ein energievoller Baum, der die Gemeinschaft fördert. Sie steht für Redlichkeit, vermittelt Ruhe und Stille, unterstützt Ankommen und Verwurzelung. Ihre Blätter helfen bei Bronchitis, Keuchhusten, Rheuma und Durchfall.

Walnussbäume stehen für Ernte. Sie sind Begegnungsorte. Ihre frischen Blätter halten Fliegen fern, ihre Früchte unterstützen unser Gehirn und im übertragenden Sinn sogar dabei, schwere Gedanken zu verdauen. Ihre Blätter werden zur Blutreinigung, bei Hautauschlag, eiternden Wunden, Rheuma und Nervenleiden eingesetzt.

Die **Weide** steht für die flexible Kraft der Umwandlung und Erneuerung. *„In der Weide schwingt die Melancholie vom ewigen Werden und Vergehen mit"*, schreibt Anne Katrin Puhle.[31] Die in ihrer Rinde enthaltene Acetylsalicylsäure lindert alle Arten von Schmerzen. Wünschelruten werden aus dem Wasser liebenden Baum gemacht. Sie lindert Stress und Kummer, wirkt fiebersenkend, entzündungs- und schweißhemmend und blutungsstillend.

Der **Apfelbaum** symbolisiert wie kein zweiter das Nähren und Lieben, steht für Reinheit, Weisheit und Unsterblichkeit. Der klassi-

---

31 Puhle, Trott-Tschepe, Möller: „Heilpflanzen für die Gesundheit", Kosmos 2013, S. 382

sche Baum der Erkenntnis trägt Früchte von sauer bis süß. Von Avalon bis zum Garten Eden – als Attribut der sinnlichen Venus ebenso wie des Heiligen Nikolaus begleitet er seit jeher den Menschen. Er regt Stoffwechsel und Verdauung an (reife Äpfel führen ab, unreife stopfen), wirkt appetitanregend und pflegt als Allheilmittel die Gesundheit.

Der **Eberesche** oder Vogelbeere sagt man nach, sie sei magischer Mittler zwischen den Welten und ganz allgemein ein Glücksbringer. Auch sie gilt seit Alters her als starker Schutzbaum, teils noch höher eingestuft als Eiche oder Buche. Sie stärkt Inspiration und Kreativität und unseren sechsten Sinn. Allerdings soll sie dem Aberglauben nach nicht neben einem Apfelbaum stehen. Ihre Früchte schmecken als Vitamin-C-reiche Marmelade oder Saft und wirken stimmungsaufhellend, vorbeugend gegen Erkältungen, bei Durchfall und Heiserkeit.

Hecken und Sträucher

Hecken rahmen einen Ort auf natürliche Art und Weise ein. Sie sind wichtig für Vögel und andere Tiere und können auch auf der energetischen Ebene die Kraft und Gesundheit eines Stalles und seiner Bewohner unterstützen.

Frau Holle sei an erster Stelle genannt. Der **Holunder**strauch oder Hollerbusch siedelt sich oft von allein am Stall an. Er ist von guten Mächten bewohnt, soll wie ein Schutzgeist Haus und Stall vor allem Übel beschützen – und wehe dem, der ihn verletzt – steht er doch unter dem Schutz der großen Göttin selbst. Blüten und Früchte wirken (gekocht!) hervorragend bei Erkältungen: schweißtreibend, fiebersenkend, schmerzlindernd und schleimlösend. Ein Sud aus den Blättern vertreibt Flöhe und Mücken.

Der **Weißdorn**strauch gibt Kraft, Schutz und stärkt das Herz und die Verdauung. Er reguliert den Blutdruck, hilft bei Nervosität und

Müdigkeit. Dieser Dornbusch ist sehr robust und kann wie ein natürlicher Stacheldraht rund um die Pferdeweide angelegt werden, auch in Kombination mit Schlehen, dem **Schwarzdorn**. Auch die Schlehe steht für Schutz.

Die **Haselnuss** wird ebenfalls gern verwendet, um aus ihren Zweigen Wünschelruten zu bauen. Sie steht für Lebensfülle und Lockerheit und gehört in jeden klassischen Bauerngarten. Am Haus soll sie wie ein Blitzableiter wirken und Erdstrahlen neutralisieren. Kelten und Germanen sprachen diesem Strauch weissagende Kraft nach. Sie gilt als Symbol für Frühling und Neubeginn. Ihre Nüsse sind sehr gesund für Herz, Kreislauf und Gehirn, bei entzündlichen Prozessen, Husten und Arteriosklerose und sollen sogar bei Depression helfen.

Brombeeren sind manchem Pferdefreund als häufig wuchernde Pionierpflanze vielleicht ein Dorn im Auge. Doch sie bieten reichlich Nahrung und Schutz für Vögel und andere Tiere und schützen junge Bäumchen vor Verbiss. Sie wirkt wie Holunder dauerhaft positivierend bei Problemen durch Verwerfungen und ist eine seit der Antike geschätzte Heilpflanze. Sie stärkt nicht nur das Immunsystem, sondern auch auf emotionaler Ebene und unterstützt den HNO-Bereich: von Zahnfleischbluten über Halsweh, Heiserkeit und Husten.

Pflanzen und Kräuter

Heilend, auch für den Boden und die Energie des Ortes, wirkt **Arnika**. Interessanterweise siedelt sich diese alte Heil- und Arzneipflanze ganz von alleine oft in Gegenden an, wo sonst buchstäblich kein Gras mehr wächst. Auf den alten Schlachtfeldern von Verdun und an anderen Kriegsschauplätzen, die auf Generationen nicht nur durch Altlasten im Boden verseucht sind, sind ganze Arnikameere entstanden.

Lavendel hat zwei paradoxe Qualitäten. Er wirkt beruhigend und entspannend, aber auch erheiternd und sorgt dafür, dass Insekten wegbleiben. „*Nicht zu viel verwenden*“, rät Shara Roshan. Pferde sind unglaublich sensibel, eine geringe Menge genügt. Für sie ist unsere Erde ein lebendiger Planet, der auch natürliche Selbstregulierungskräfte besitzt, „*indem er mit Steinen, Kristallen, Pflanzen, Kräutern, Blüten, Bäumen und Gräsern den Effekt, den er braucht, genau dort wachsen lässt. Von diesem Wissen ausgehend, sollten wir auch auf einer Weide alle Kräuter erlauben, die dort wachsen. Sie dienen den Lebewesen, die sie brauchen. Solche sogenannten Unkräuter sind in diesem Sinne alle höchst energetisch wichtige Medikamente. Wenn wir sie lassen, ist der Ort in seiner eigenen Heilheit, Tiere gehen genau dorthin, wo sie sich wohlfühlen und nehmen sich, was ihnen gut tut. So hat mir ein Jäger von einem Hirsch erzählt, den er geschossen hat. In seinem Bauch fanden sich Stacheldraht – und reichlich Gundelkraut. Wie auch immer der Draht dort hineingekommen war, er hatte die Magenwände verletzt. Das Tier hat an Blutungen gelitten – und offensichtlich von der Heilpflanze gefressen, um gegen die Entzündung anzugehen und seine inneren Verletzungen zu heilen.*“

Tipp Nicht einfach unbesehen alles ausreißen und vernichten, was sich von ganz allein rund um Stall und Weide ansiedeln will. Wir reden heute noch von **Bodenanzeigerpflanzen**. Doch sie können mehr, als nur Hinweise darauf geben, ob der Boden sauer oder kalkarm ist. Unsere Großeltern wussten noch, dass in einem Garten alles wächst, was seine Bewohner brauchen und was ihnen gut tut. Es siedelt sich von ganz alleine an – wenn wir es nur lassen. Und wenn wir hinschauen. Also ruhig öfter mal nachschlagen, um welche Pflanzen es sich handelt, die sich bei Ihnen breitmachen – vielleicht wollen sie Ihnen oder Ihrem Pferd ja einfach nur helfen.

Sicherlich gilt es, dabei Vorsicht und Sorgfalt walten und zu lassen und keine ausgehungerten Pferde in ein Meer von Jakobskreuzkraut loszulassen. Aber wenn Ihr Pferd unbedingt Eichenrinde knabbern möchte und ein anderes Mal nach Birkenblättern angelt – vielleicht hat es einen Grund dafür. Der Schweizer Kräuterpfarrer Johann Künzle sagte einmal: „*Wenn die Menschen das Unkraut nicht nur ausreißen, sondern einfach aufessen würden, wären sie es nicht nur los, sondern würden auch noch gesund.*" Unter normalen Umständen, in artgerechter Haltung mit genug Raum und Auswahl, fressen Pferde gezielt, was ihnen gut tut und verschmähen, was giftig oder unbekömmlich ist.

Vielleicht steckt ja nicht nur eine Botschaft in dem, was auf unseren Böden wächst, sondern auch für uns darin, wie wir damit umgehen?

Noch etwas Interessantes: Im Boden befindet sich das **Mycobakterium vaccae**. Diese Mikroben wirken auf uns – allein durchs Einatmen – in gleicher Weise wie Prozac und Co. Als Stimmungsaufheller, die unsere Serotoninproduktion anregen. Sie machen uns fröhlicher, weniger stressanfällig und entspannter. Wer hätte das gedacht – wir inhalieren ein natürliches Antidepressivum, jedes Mal beim Abäppeln der Weide, beim Gärtnern oder einfach beim Pferde beobachten in ihrem natürlichen Umfeld. Und unsere Pferde atmen das natürlich auch ein. Also raus mit ihnen! [32]

Lebensraum für kleine und kleinste Tiere

Ob ein Stall sich insgesamt lebendig und stimmig anfühlt, hängt sicher mit vielen verschiedenen Faktoren zusammen. Wird er als Lebensraum auch von wild lebenden Tieren angenommen, ist das für uns ein guter

32 „Identification of an Immune-Responsive Mesolimbocortical Serotonergic System: Potential Role in Regulation of Emotional Behavior", Onlineartikel von Christopher Lowry et al., vom 28. März 2007 in *Neuroscience*.

Indikator, dass er Harmonie ausstrahlt und anzieht. So ist der Misthaufen nicht einfach ein organischer Müllplatz, sondern wichtig für Hühner oder Spatzen. Schwalben brauchen Lehmboden und eine Wasserlache, um sich im Stall anzusiedeln. Reisighaufen werden Igel anlocken. Ein Insektenhotel kann man gemeinsam in der Stallgemeinschaft gestalten, auch Nistkästen für Vögel zu bauen, kann eine schöne Gemeinschaftsaktion sein. Trocken aufgeschichtete Steinhaufen oder Steinmauern bilden ideale Schlupflöcher für Eidechsen. Solche Angebote sind wie Einladungen, die wir aussprechen. Welche Tiere sich gehäuft am Stall zeigen, welche plötzlich auftauchen, hat immer auch etwas mit der Energie des Ortes und seiner Bewohner zu tun. Auch hier entsteht eine Resonanz, die unter Umständen eine Botschaft für uns bereithält.

Selbst die Kleinlebewesen in und um unseren Stall herum verraten uns viel über dessen Energie. Shara Roshan hält „*Spinnen für das beste Schutzmittel, das jemals auf unserem Planeten existiert hat. Greenpeace hat festgestellt, dass aufgrund der Abholzung der Urwälder Brasiliens Zigtausende von Spinnenarten ausgestorben sind. Es gibt Behauptungen, dass ihre Spinnweben eine Art Schutznetz bilden, das wie eine Aura ausstrahlt, welche die Ozonschicht der Erde mit nährt. Es ist für mich plausibel, dass das Ozonloch auf unserem Planeten nicht nur durch Chemie, sondern auch durch den Wegfall der enormen Arbeit so vieler Spinnen und vieler anderer Lebewesen verursacht wird. Im Krieg hat man Spinnweben für die Wundheilung benutzt. Sie wirken antiseptisch. In unserer menschlichen Spucke ist davon auch etwas enthalten, aber nicht so viel. Daher lecken wir intuitiv an Wunden. Spinnenspucke nährt Erd- und Bindungskraft. Wenn im Stall oder in Häusern auffällig viele Spinnen sind, wirken diese Lebewesen für das Ausgleichen der Erdung an diesem Ort. Fehlende Erdung kann beispielsweise für einen Mangel an emotionalem Vertrauen stehen, der durch Schock oder ein ähnliches Ereignis entstanden ist. Vertrauen ist*

Erd- und Mutterenergie, der Sicherheitsaspekt ist Metall/Vaterenergie. Wir sollten Spinnen also immer willkommen heißen und ihr Wirken zulassen.

Hinweise der Ameisen sind in der Sprache der Natur Botschaften, die uns sagen: ‚Gib nicht auf, sei in Bewegung, bleib im Fluss, mach weiter.' Vielleicht brauchen der Mensch oder sein Pferd mehr Bewegung? Ameisen sind ständig in Bewegung und im Fluss. Bringe ich mich selbst in Fluss und stecke nicht fest und bringe ich mein Pferd in Bewegung – dann ist eine solche Ameisenbotschaft verstanden worden."

Die Kraft der Steine An praktisch jedem Stall gibt es unaufgeräumte, vergessene „Geröllecken" oder einfach Stellen, die nicht besonders einladend auf uns wirken oder die wir sogar unbewusst meiden. Gerade solche Ecken bewusst schön zu gestalten, ist eine Herausforderung, die sich lohnt. Denn durch Wertschätzung und Gestaltung bringen wir den Ort in seine Kraft. Hier geht es einmal mehr um das Element Erde.

Um die Harmonie des Areals zu erhöhen, können Sie zusammen mit anderen Einstellern Steine aus der Gegend sammeln, ganz normale Feldsteine, und damit bewusst Bereiche gestalten, die bisher eher vernachlässigt oder nicht beachtet wurden.

Uralte Symbole sind sehr energiereich, probieren Sie es aus: Schlangenlinien schaffen Verbindung zwischen einer „guten" und einer „schlechten" Ecke im oder am Stall. Dadurch wird der bislang weniger schöne Bereich bewusst integriert und harmonisiert. Ein Steinhaufen leitet Energie ab (und schafft nebenbei einen Lebensraum für Eidechsen und zahlreiche andere Nützlinge). Spiralen stehen für Bewegung und Wandel. Führen sie nach innen, sorgen sie für Sammlung, Zentrierung und ziehen Energien an – drehen sie für den Betrachter nach außen, stehen sie für Ausbreitung, Verteilung und

Öffnung. Ganz praktisch geben Spiralen einen wunderbaren Rahmen für einen Kräutergarten.

Natürlich können Sie auch gezielt mit speziellen Heilsteinen arbeiten. Ausführliche Informationen über deren Anwendung, Wirkung, Reinigung und Energetisierung finden Sie in zahlreichen Büchern[33] und im Internet. Ich arbeite am häufigsten mit den folgenden Quarzen und Halbedelsteinen: Bergkristall, Rosenquarz und Amethyst – gleich die ersten drei sind wohl die beliebteste „Steinemischung" zur Belebung von Trinkwasser. Damit Ihr Pferd nicht darauf herumkaut oder aus Versehen einen Stein verschluckt, geben Sie die Kristalle am besten in ein Netz oder einen geschützten Bereich. Der violette **Amethyst** beruhigt Herz und Nerven und gilt als Schutzstein. Auch in Form einer Druse kann man ihn zu diesem Zweck dekorativ im Stall aufstellen. **Rosenquarz** fördert Vitalität, Vertrauen und Liebe und wirkt vor allem auf Herz und Kreislauf. Der durchsichtige **Bergkristall** besitzt eine stark reinigende Kraft, auch auf der Organebene, und wird zusammen mit Rosenquarz auch gern gegen schädliche Strahlung verwendet. Das braun-golden schimmernde **Tigerauge** wurde schon in der Antike gegen den „bösen Blick" eingesetzt. Es stärkt bei Atemwegsproblemen und Erschöpfung. Der blaue Edelstein **Aquamarin** soll Harmonie und Freundschaft verbreiten. Er gibt Kraft und fördert klare Gedanken, mildert Augen- und Magen-Darmbeschwerden. In Kombination mit Bernstein lindert er Allergien. Der **Bernstein** kümmert sich daneben um Haut und Zähne und unterstützt das Immunsystem. Wie der honigfarbene **Orangencalcit** ist Bernstein wirkungsvoll für Lebensfreude und Optimismus, für Tatkraft und neue Perspektiven. Orangencalcit stärkt Knochen, Bindegewebe, Muskeln und Magen.

---

33 Zum Weiterlesen: „Heilsteine: Ihre Kraft und Wirkung kennen und nutzen" von Michael Gienger, Kosmos Verlag 2013

Die geistige Ebene

Unser Lebensraum sagt viel über uns aus und Veränderungen in ihm führen zu Veränderungen in uns – es ist ein Seelenraum. Wie wir (zu) leben (wählen), macht etwas mit uns – und, im Fall eines Stalles, natürlich auch mit den tierischen Bewohnern. Shara Roshan: *„Indem der Mensch aus Metall Boxen für Pferde baut, versucht er in gewisser Weise auch, seine Macht zu demonstrieren. Metall zwingt in die Form, die man will – wie beim Kuchenteig, der in eine Metallform gegossen wird. Wir verstehen dabei nicht, dass wir den Wesenskern dieses großartigen Wesens Pferd dabei völlig verfehlen. Heute haben wir glücklicherweise mehr Bezug gefunden zur Welt der Tiere. Ich erachte das als sehr wichtig für unsere Bewusstseinsentwicklung und Frieden auf der menschlichen Ebene."*

Das bedeutet im ganzheitlichen Sinn auch, dass es nur gut sein kann, wenn wir Ställe nicht nur funktional, sondern liebevoll und schön gestalten, ihnen mit Dankbarkeit begegnen und Seele einhauchen. Denn nur dann sind es wirklich Wohlfühlorte.

Die folgenden Beispiele sollen Ihnen Möglichkeiten aufzeigen, was wir auf einer höheren Ebene dafür tun können. Lassen Sie Ihr Bauchgefühl entscheiden und seien Sie mit dem Herzen dabei.

Das Herz des Stalles

Haben Sie sich schon einmal Gedanken darüber gemacht, wo das Herz – die zentrale energetische Mitte – Ihres Stalles ist? Nach uraltem Wissen und Feng-Shui-Verständnis hat jeder Raum, jede Wohnung, jedes Haus und jedes Grundstück tatsächlich ein pulsierendes Herz, welches das Qi wie eine Quelle verteilt und ausstrahlt. Wenn wir es verbauen oder missachten, gerät die ganze Energie des Ortes in eine Schieflage. Wenn wir es umgekehrt freihalten und für seine Rechtsdrehung sorgen, wirkt sich dies positiv auf die Energie des gesamten Ortes aus. Shara Roshan: „*Ganz wichtig: Dort darf sich nichts Verschlossenes befinden. Kein Spiegel, kein Metall, keine Gitter, keine Aufteilung. Auch keine Mandalas, Heilsteine oder Symbole jeglicher Art. Ungeachtet dessen, wie gut gemeint die Fremdbeeinflussung des Zentrums auch sein mag: Ein Herz soll frei sein! In den alten Stallgebäuden hat man den Herzpunkt immer frei atmen lassen. Heutige Architekten begehen oft den Fehler, dass sie lange, schmale Boxengassen planen. Die sind zwar vordergründig frei, aber wenn dort das Herz sitzt, fühlen sich Pferd und Mensch immer getrieben. In solchen Gängen geraten wir unter Zeitdruck, haben das Gefühl, alles schnell erledigen zu müssen. Ideal ist es, wenn Energie sanft und rund wirklich fließen kann. Man könnte ein Achteck bauen, wo sich die Energie in Boxennischen hineinverteilt, sodass sie nicht durchschießt und verpufft. Etwas Bremsendes ist in dieser Hinsicht immer gut für lange Gänge. Windspiele ohne viele Schnörkel und Lärm lenken die Energie spielerisch um und unterstützen im Idealfall eine harmonisierende Rechtsdrehung. Natürliches passt am besten in einen Stall. Auch die Verwendung von Zirbelholz erzeugt ein sehr angenehmes Klima und einen schönen Duft.*"

So ein sich im Wind von selbst bewegendes Mobile aus Naturmaterialien ist ganz leicht selbst zu basteln. Wie wäre es mit Kräuterbündeln, die zur Jahreszeit passen oder dekorativen Federn? Mistelzweige sollen sogar eine Schutzwirkung haben und Haus und Hof vor Schaden bewahren. Oder verwenden Sie Holz und Zapfen oder hübsch verarbeitete Schweifhaare der tierischen Bewohner (bitte nur vom lebenden Tier).

Doch wie finden Sie den Herzpunkt Ihres Stalles?

Ganz einfach. Kaffee regt das Herz an. Das können wir uns sehr pragmatisch zunutze machen:

Experiment Nehmen Sie eine geschlossene Kaffeebüchse oder ein Paket Kaffee mit, wenn Sie das nächste Mal in den Stall gehen. Schreiten Sie das ganze Gebäude langsam ab, machen Sie ruhig zwischendurch die Augen zu, fokussieren Sie sich auf Ihre Wahrnehmung. Den Kaffee tragen Sie dabei einfach vor der Brust. Es wird eine Stelle geben, an der Sie durch die geschlossene Verpackung plötzlich den Kaffeeduft viel intensiver – oder überhaupt erstmals – wahrnehmen als an allen anderen Stellen. Bingo: Sie haben das Herz des Raumes gefunden! Sehen Sie sich nun an dieser Stelle um. Kann man hier etwas verbessern? Das Herz muss frei atmen können, wie oben beschrieben. Das wird es gut finden.

Klang, Musik und Düfte Auch wenn vordergründig alles sauber und ordentlich scheint, wenn die Haltung nach Tierseuchenstandard und Tierschutzgesetz keine Wünsche offen lässt, manchmal hakt es einfach im Verborgenen. Mit der Energie des Ortes scheint etwas nicht zu stimmen, das wir nicht mit den üblichen fünf Sinnen erfassen können, sondern eher mit dem sechsten, mit Intuition und Bauchgefühl und vielleicht noch mit der Wünschelrute.

Eine Erste-Hilfe-Maßnahme für den Fall, dass ich das Gefühl habe, im Stall stauen sich Energien, sitzt Festgefahrenes oder Altes, kann das schlichte Abklopfen der Stallwände sein: Auch solche unsichtbaren Anhaftungen lösen sich, wenn wir Schall erzeugen, in die Hände klatschen oder mit einem Holzstück Schwingung in den Mauerwerken produzieren. Durch die zarte Vibration in Kombination mit unserem Bewusstsein, unserer Aufmerksamkeit, rütteln wir Festgefahrenes los. Denn auch diese Information ist nichts anderes als ein Feld.

Reine Physik: Noch lange, nachdem wir das Licht gelöscht haben, bleibt in einem Raum das dadurch erzeugte elektromagnetische Feld bestehen. Wenn ich jedoch einen Ton erzeuge, sei es durch **Klatschen, Klopfen oder Rufen**, fällt es sofort in sich zusammen.

Shara Roshan empfiehlt außerdem die Arbeit mit **Klangschalen** [34] oder **klassische Musik**: *„Bach ist das beste Reinigungsmittel schlechthin. Mozart, wunderbar! Für Tiere ist Beethoven ideal. Solche Musik schafft einen überdimensionalen, erhabenen Raum. Die Sinfonien entsprechen sehr der Pferdequalität. Nicht ständig natürlich, aber auch für den Raum selbst. Oder ich höre mir ein Beethovenstück an, bevor ich den Stall betrete. Dann bin ich in einer anderen Kraft. Wenn ich nicht so schnell meine Gefühle wahrnehmen kann – ein Stück Beethoven bringt mich wieder in Ordnung. Pferde reagieren fröhlich und enthusiastisch darauf und kommen in einer anderen Haltung freudig auf mich zu."*

Auch **Düfte**, die ja direkt auf das limbische System im Gehirn wirken, können wir im Stall bewusst einsetzen. Zum Beispiel mittels ätherischer Öle. *„Sie können emotionale Strukturen im Gehirn regelrecht befreien"*, meint Shara Roshan. *„Von einem guten, ätherischen Bio-Öl genügt ein Tropfen, den ich unter dem Bauch des Tieres verreibe. Pferde sind quasi lebendig gewordene Gefühle. Sie reagieren unglaublich schnell über das limbische System."* Ein paar Beispiele? **Weihrauch** stimmt nicht nur auf innere Sammlung ein, sondern wirkt auch desinfizierend. Als ätherisches Öl wird er wegen seiner angstlösenden und nervenstärkenden Wirkung geschätzt, auch bei Koliksymptomen, Entzündungen, Infektionen, Insektenbissen und Warzen. **Strohblume** unterstützt die Wundheilung und bei Blutungen und Lebererkrankungen. **Lavendel** hilft bei Angst, Allergien,

---

34 Bronzene Klangschalen stammen aus dem Fernen Osten, wo sie als Küchengeschirr und zur Meditation (Zen-Buddhismus) eingesetzt werden. Man sagt ihnen eine heilende Wirkung nach und verwendet sie für spezielle Therapien und Massagen.

Entzündungen, Verbrennungen und anderen Wunden. **Zitrone** stärkt das Immunsystem und die Lymphfunktion. **Teebaum**öl lässt sich einsetzen bei Erkältung, Huffäule, gegen Läuse, Milben und Ringelflechte. **Melisse** ist gut gegen chronischen Husten, Depression, Grippe und Herpes. **Oregano** hilft bei Bronchitis, Erkältung, Infektionen, Ringwurm und Huffäule. **Pfefferminze** unterstützt bei Asthma, Bronchitis, Kolik, Durchfall, Fieber, Muskelschmerzen und Erhitzung. **Salbei** ist der Klassiker für Schutz und Reinigung. Sein würziges Aroma befreit von belastenden Gedanken. Er neutralisiert nicht nur schlechte Gerüche, sondern auch „dicke Luft" und Altlasten im übertragenen Sinn. **Wermut** bringt Lebensfreude, frischen Schwung und begleitet zurückhaltend, wenn Abschied genommen werden muss. All diese und natürlich viele weitere Heilkräuter tun uns gute Dienste, sei es als ätherisches Öl, als homöopathische Verdünnung, Bach-Blüte oder Kräutergabe/Tee direkt aufs Futter – und als Räucherwerk.

Räuchern In ländlichen Gegenden gehört es im gesamten deutschsprachigen Raum auch heute noch zum Jahreskreis, abschließend zum Frühjahrsputz oder im Advent einmal kräftig durchzuräuchern. Räuchern wirkt reinigend, desinfizierend und klärend. In Asien und im Orient gehören Räucherwerk und Düfte schon bei der Begrüßung von Gästen im Eingangsbereich unbedingt dazu. Über heiligen Rauch bitten Naturvölker um geistige Unterstützung durch die vier Elemente. Im Rauch sind Feuer und Luft, Erde und Wasser vereint. Für welche Kräuter wir uns entscheiden, hat mit persönlichen Vorlieben zu tun, aber natürlich auch mit dem, was wir erreichen wollen. Jede Pflanze trägt eine Botschaft in ihren ätherischen Ölen, die durchs Räuchern freigesetzt wird. Ganz klassisch werden dabei trockene Pflanzenteile wie Blätter, Blüten, Rinde, Wurzelstückchen oder Harze verglimmt. Man streut sie dazu in einem feuerfesten, mit Sand gefülltem Gefäß vorsichtig auf eine heiße, spezielle Holzkohletablette. Die moderne Variante sind spezielle Räucherstövchen, bei denen das Räucherwerk in einem Sieb über einem Teelicht erhitzt wird. „*Tatsächlich gibt es in jeder Pflanze einen Selbstheilungsmechanismus. Diese Essenz aus einer Pflanze macht mit uns, was sie mit der Pflanze vorhatte. Sie macht keinen Unterschied, ob sie ihren Job bei einer Pflanze oder einem Stall, bei einem Menschen oder einem Tier erledigt*“, erklärt Shara Roshan.

•

Eine energetische Reinigung von Box oder Stallung ist für die Feng-Shui-Fachfrau Shara Roshan das A und O. Sie arbeitet am liebsten mit **Weihrauch** und erklärt, warum sie gerade in Pferdeställen so gern räuchert: „*Das Tier ist in unmittelbarer Verbindung mit den Materialien, die um es herum sind. Diese müssen genauso offenporig und durchlässig sein wie das Pferd selbst. Dadurch kann die Aura des Pferdes mit der Unendlichkeit und Weite und dem Raum in Kontakt sein. Sind die Materialien, Stimmungen oder Schwingungen festgefahren, dicht, verstopft – dann ist das genauso, wie wenn man einen erwachsenen Menschen in Windeln packt und lebendig mumifiziert. Daher arbeite ich hier gern mit Räucherungen und allem voran mit Weihrauch. Weihrauch ist eine Pflanze, die die Wahrheit spricht, wenn sie wahrgenommen und zugelassen wird. Sie bewirkt die beste Reinigung. Weihrauch hat eine enorme, reinigende Kraft. Er erreicht unser tiefstes Innerstes und kann Angst auflösen. Angst ist Enge und in der Enge schließen sich die Poren der Atmung, der Atem fließt nicht. Um das Chi, sprich die Energie in der Box zu vergrößern, müssen wir die Poren öffnen, damit sich das Chi entspannen und ausdehnen kann. Weihrauch repräsentiert nach dem Feng-Shui das Metall- oder Luftelement. Es steht für Freiheit und gleichzeitig für das Geschützt-Sein in Freiheit.*

Es geht um Raum, Sauerstoff, Atmung und geistiges Wachstum. Auch das Pferd braucht in seiner Erhabenheit eine unglaubliche Kraft und Weite und gibt uns ebenfalls gleichzeitig Schutz und Freiheitsgefühl. Da schließen sich für mich die Kreise."

Der Jahreslauf Jede Jahreszeit bringt im und um den Stall andere Tätigkeiten mit sich. Das Frühjahr lädt zum Entrümpeln und Grundreinigen ein, die Pferde können wieder länger auf die Weide. Der Haarwechsel steht an. Die Schwalben kehren aus dem Süden zurück. Im Sommer wird Heu gemacht, der Stall spendet Schatten und Kulisse für Grillfeste. Zum Herbst hin wird Hafer gedroschen und Stroh geerntet. Wenn die Nächte länger werden, verabschieden sich die Schwalben. Unsere Pferde wechseln erneut ihr Haarkleid und freuen sich womöglich auf Nächte im Warmen. Im Winter wird repariert, was den Sommer nicht heil überstanden hat. Es kehrt Ruhe ein. Der Jahreskreis schließt sich.

Früher haben wir uns auch deswegen stärker mit der Natur verbunden gefühlt, weil wir alle Jahreszeiten viel inniger gefeiert haben. Würde es der Atmosphäre unserer Ställe (nicht nur aus dekorativen Zwecken) vielleicht gut tun, wenn wir ganz bewusst diese Zyklen durch Rituale begleiten, Jahreskreisfeste feiern und den Stall mit entsprechenden Pflanzen schmücken? Sie fördern das Stallklima, eine gute Stimmung für Mensch und Tier, die Verbindung und Gemeinschaft von Mensch, Tier und Natur.

Im Frühjahr bietet es sich an, Birkenzweige zu schneiden, wenn die Knospen noch nicht aufgeblüht sind, und sie in Wasser zu stellen. Wenn der Birkenzweig aufblüht, bringt er die Kraft des Frühlings an den Ort.

Wenn wir im Sommer getrocknete Lavendelbüschel oder Walnusszweige an die Box hängen, halten sie Fliegen ab.

Der Herbst ist die Zeit für einen Erntedank an die Natur. Wir können Kräuterbuschen binden mit Gräsern und Getreidesorten, von denen unsere Pferde leben: Hafer spendet unseren Pferden Kraft und wirkt stimmungsaufhellend, Gerste kann eine leicht verdauliche Alternative sein. Weizen und Roggen schätzen wir meist als Stroh – das eine weiche, weil es sehr gern, das andere robuste, weil es so ungern gefressen wird. Und dann ist da noch der Dinkel, der Lebens- und Schöpferkraft verbindet. Wenn sich noch Körner an den Ähren befinden, können wir die Garben auch bei Wintereinbruch draußen aufstellen und den Spatzen, Rotkehlchen und anderen standorttreuen Vögeln schenken.

Im Winter können wir den Brauch wieder aufleben lassen, Mistelzweige an der Stalltür aufzuhängen. Wir könnten sie ganz bewusst von den Bäumen auf der Pferdeweide ernten. Das geht vom Pferd aus sehr gut. Und in meiner Familie ist es Tradition, auch dem kleinen Volk zu danken. Den Naturgeistern und Wichteln, die sich das ganze Jahr über um das Wohl der tierischen Bewohner kümmern, stellen wir in der Christnacht einen warmen Haferbrei in den Stall.

Rituale Wir haben bereits mit Erde, Wasser und Luft bzw. mit Holz und Metall gearbeitet – den Elementen, deren Harmonie in vielen Kulturen als essenziell für Gesundheit und Wohlgefühl erachtet wird. Auch das Element Feuer darf uns rituell begleiten: Zum Beispiel durch Lagerfeuer oder Grillfeste an den Sonnwendabenden, die unsere Jahreszeiten markieren (21. Juni und 21. Dezember) oder zur Tag- und Nachtgleiche am 20. März und 20. September. Durch gemeinsames Arbeiten und das Begehen von Jahres- und Lebenszyklen, von Geburtstagen ebenso wie vom Abschiednehmen und Loslassen, gestalten wir den Stall bewusst als sozialen und energetischen Ort. Wo Menschen einander und ihre Pferde unterstützen und gemeinsame Erlebnisse teilen, hält man sich gerne auf. Unsere Gedanken und Worte bilden unsichtbare Felder, die wirken. Wo Freude, Dankbarkeit und fröhliche Wertschätzung als positive Schwingung fühlbar sind, haben Miesepetrigkeit und schlechte Stimmung keine Chance.

Pausen gehören auch unbedingt dazu. An einem schönen Ort hält man gern inne. Setzen Sie sich einmal mehr unter die alte Linde, auf eine Bank an der Pferdeweide, an die Feuerstelle oder an einen Steinkreis. Atmen Sie bewusst durch, kommen Sie innerlich zur Ruhe. Lassen Sie alle Alltagsgedanken los, sammeln Sie sich. Lehnen Sie sich an, setzen Sie sich bequem hin. Schließen Sie die Augen und fokussieren Sie Ihr Schweigen. Nehmen Sie den Ort in sich auf, in seiner ganzen Schönheit und Qualität. Genießen Sie einfach, was Sie geschaffen haben und schauen Sie den Pferden beim Grasen zu.

Heilung für Orte

Gehören auch Sie zu den Menschen, die es spüren können, wenn in einem Raum eben noch gestritten wurde? „Dicke Luft" – diese Energie hängt für einige von uns noch förmlich greifbar in der Luft. Manche noch so hübschen Gegenstände scheinen für uns irgendwie negativ behaftet, an manchen Orten überläuft uns ein unerklärlicher, kalter Schauer. Hier wird es richtig feinstofflich! Orte speichern Energien tatsächlich bis weit zurück in die Vergangenheit. Und Pferde sind dafür höchst empfänglich. Sie haben eine viel empfindlichere Wahrnehmung als wir. Vielleicht sollten wir das bedenken, wenn wir das nächste Mal *„Da ist doch nichts!"* denken oder unwirsch werden, weil unser vierbeiniger Freund irgendwo scheut, wo wir nichts wahrnehmen, er an einer Stelle nicht vorbei mag, die wir harmlos finden – oder er eben scheinbar unerklärlich krank wird. Auch das ist ein Einsatzfeld für Wünschelrutengänger und Radiaesthesie.

Orte haben ein Gedächtnis Sibylle Wiemer kennt beide Extreme von zuträglichen und weniger zuträglichen Orten: „*Ich bin öfter in einem ganz toll gebauten Privatstall, der liegt wunderschön auf einem Berg in Oberfranken. Der Reitplatz guckt übers ganze Tal – traumhaft. Doch am Anfang waren die Pferde dort sehr unruhig. Dann hat ein Geomant festgestellt, dass auf diesem Hügel – in der Nähe gibt es übrigens auch eine alte Burgruine – im 14. Jahrhundert eine entsetzliche Schlacht stattgefunden hat, bei der viele Menschen und Pferde ums Leben gekommen sind. Er musste das Gelände entstören und direkt danach haben die Pferde auf dem Platz dort Ruhe gefunden.*

Das ist das eine Extrem. Unser Fintel dagegen ist sozusagen aus dem Nichts entstanden. Die Pferde und die Menschen empfinden Fintel, obwohl es ja eigentlich von der Bausubstanz her kein schöner Stall ist, alle als Kraftort. Rosarion nannte es mal den Hof, der unter dem Licht liegt. Da ist was dran. Wir haben extrem viele Regenbögen hier und liegen an einer Wetterschneise. Hier leben so viele Sperlinge, dass Biologen das Phänomen schon mehrfach untersucht haben. Fintel ist ein Kraftort und der Ort bleibt auch kräftig, wenn die Menschen mal doof sind. Unter Bauaspekten ist eigentlich nichts Schönes dran, die Sattelkammer viel zu eng, das Licht in der Reithalle mies, es ist immer kalt – man könnte eine Liste machen mit lauter suboptimalen Dingen – und trotzdem sind total viele Menschen hin und weg, dass sie sich in Fintel so schnell so wohlfühlen. Das Materielle stört diesen Kraftort nicht. Die Pferde kommen hier auffallend sichtbar zur Ruhe. Sicher liegt das auch an der Herdenhaltung auf riesigen Weiden. Aber darüber hinaus muss es auch etwas Energetisches sein, dafür ist Fintel ein gutes Beispiel. Auf dem Hof treffen sich keine Wasseradern und Erd-

strahlen, nur bei einem Ponyunterstand, und der ist entstört. Unsere Schulpferde und Ponys pinkeln auch auffällig oft und viel. Das fällt besonders auf, wenn ein neues Tier dazukommt.“

Vielleicht ist es ein Zeichen, dass buchstäblich alles im Fluss ist. Wer sich unsicher fühlt, wer Gefahr wittert oder sich nicht wohlfühlt, hat keine Ruhe zum Wasserlassen und wird automatisch weniger trinken. Das haben Mensch und Pferd gemeinsam.

•

Aber wie kann ein Ort eine Erinnerung speichern? Es kommen zwei Faktoren zusammen: Im Kapitel über Geomantie haben wir gesehen, dass wir umgeben sind von speicherfähigem Material wie Wasser, Sand oder Holz. Speicherfähig für jedwede Information – ob es nun Strahlung, „dicke Luft“ oder positive Gedanken sind. Das lässt sich nachprüfen. Eike Hensch hat einmal aus purem wissenschaftlichen Interesse in einem Seminar ermittelt, wie weit – in Metern – der Segen eines Priesters reicht: Im Experiment mit einer Gruppe Geistlicher stellte er fest, dass die Reichweite der erfassbaren Energie, und ob sie noch die letzte Kirchenbank erreicht oder schon am Ende des Altarraums versiegt, offenbar davon abhängig war, woran die Geistlichen dachten: Ob sie mit vollem Herzen bei der Sache oder eher abgelenkt, desinteressiert und unkonzentriert waren.

Er gibt ein weiteres Beispiel: „*Uns Menschen fällt manchmal etwas wieder ein, wenn wir an den Ort zurückkehren, an dem wir den Gedanken noch hatten: Denn dort ist er noch vorhanden, abgespeichert in den Materialien der Umgebung. Wenn jemand eine Seele von Mensch ist, dann ist diese seelische Schwingung in seinem Haus enthalten. Sie strukturiert den Raum, wie ein fühlbares Muster. Und das gilt sicher auch für einen Stall und seine Bewohner.*“ Wie gut solche Schwingungen auffindbar sind, beweist Hensch gern seinen Kursteilnehmern, indem er sie mit dem radiaesthetischen Messinstrument auf die Suche nach einem Apfelbaum (und ein wenig aufs Glatteis) schickt: Es gelingt den arglosen Probanden regelmäßig, den Standort eines Baumes zu finden – faktisch hat Hensch aber nur kurz zuvor an exakt diesem Ort gestanden und bewusst konzentriert an einen Apfelbaum gedacht, um ihn dort sozusagen energetisch in den Boden zu speichern. Das genügt.

•

Vor einigen Jahren baten mich Freunde in den Stall, in den sie mit ihren Pferden umgezogen waren. Eine tolle Anlage, die Pferde waren jeden Tag in Gruppen draußen, viel Platz, Paddocks, Weiden, große Boxen für schlechtes Wetter oder kalte Nächte – aber irgendwie kamen ihre sensiblen Araber nie zur Ruhe – und in der Halle scheuten sie immer in derselben Ecke. Das legte sich auch nach Wochen der Eingewöhnung nicht. Durch Gespräche mit anderen Einstellern stellte sich heraus, dass einige das bei ihren Pferden ebenso erlebten, sich aber quasi über die Jahre daran gewöhnt hatten. Ein paar andere blockten kopfschüttelnd ab, sie merkten nichts und ihre Pferde auch nicht. Als ich auf den Hof kam, hatte ich das Gefühl, dass mich alle Pferde anstarrten. Es war fast schon ein Spießrutenlauf vorbei an den Ausläufen. Im Zentralgebäude fühlte ich mich unwohl, mir wurde kalt, trotz sommerlicher Temperaturen. Und in der besagten „Spukecke“ der Reithalle wurde mir regelrecht schlecht. Ich packte meine Einhandrute aus und stellte ein paar Fragen. Schlussendlich hatten wir eine konkrete Jahreszahl als „Alter der Ursache“ und eine ganze Reihe Seelen von Mensch und Tier, die seitdem hier festsaßen. Während ich daran arbeitete, das aufzulösen, recherchierte mein Bekannter heimlich im Internet auf der Suche nach Beweisen für so eine haarsträubende Geschichte. Er wurde fündig: Ein Scharmützel im Dreißigjährigen Krieg. Kann sein, kann nicht sein. Wirklich beeindruckt hat mich allerdings, dass alle Pferde plötzlich entspannt zu dösen schienen, als ich auf dem Rückweg zu meinem Auto war. Die allgegenwärtige Nervosität war wie weggeblasen, genau wie die Kälte und Übelkeit. Und wie ich gehört habe, ist auch das Scheuen in der Reithalle auf ein ganz normales Maß zurückgegangen. Das ist alles, was mich interessiert.

Eike Hensch kennt solche Phänomene und befürwortet es, auch „*hinter den Vorhang zu sehen und sich mit den geistigen Kräften, der kapazitiven Energie auseinanderzusetzen, die nicht nur mess-, sondern vor allem fühlbar ist. Beispielsweise kann man in Kirchen Wahrnehmungen zu Orten und Gegenständen machen, zu denen man resonanzfähig ist. Man kann dies wohl am ehesten mit Heilenergie umschreiben. Wenn an einem solchen Ort die Kopfschmerzen eines Menschen verschwinden, frage ich nicht nach einer physikalischen Erklärung, sondern freue mich darüber.*“ Manche Menschen spüren recht konkret, wenn etwas mit der Energie eines Ortes nicht stimmt. Sie haben sensible Antennen ins Feinstoffliche, eine gute Intuition, einen ausgeprägten sechsten Sinn, sind vielleicht hochsensitiv. Andere sehen es an auffälligen Reaktionen von Tieren und verlassen sich auf bodenständigeres Handwerkszeug. Wie man solchen Energien kinesiologisch oder mit Instrumenten wie Rute oder Lecher-Antenne® erfasst, kann man in Seminaren lernen. In jedem Fall sollte mein Bauchgefühl dazu passen: Wenn ich die Wahrnehmung habe, in meinem Stall stimmt grundsätzlich etwas nicht, würde ich persönlich immer einen Experten zu Rate ziehen. Der Arbeitsweg ist letztlich zweitrangig. Entscheidend ist das, was am Ende dabei herauskommt. Und das sollte eine deutlich spürbare und sichtbare Veränderung zum Positiven sein: Eine Auflösung dessen, was nicht zuträglich war, und als Ergebnis ein gesunder Wohlfühlort mit gesunden, entspannten Bewohnern.

Eins der heftigsten Erlebnisse im Rahmen meiner eigenen Arbeit war vor Kurzem die Begegnung mit einem Pferd in Berlin, das seiner

Besitzerin immer trauriger und regelrecht depressiv erschien. Sie machte sich wirklich ernste Sorgen und bat mich um Hilfe. Das Erste, was mir auffiel, als ich Fotos betrachtete und mich in Pferd und Stall hineinfühlte war, dass die nebeneinander angeordneten Paddockboxen so etwas wie „Durchzug" und „Unruhe" ausstrahlten. Obwohl solide gebaut, drängten sich mir die Assoziation und das Wort „Baracke" auf. Aber ich konnte nichts damit anfangen. In der Sitzung mit dem Pferd kamen tiefe Sorge, Mitgefühl und Traurigkeit zum Ausdruck, und zwar ganz konkret um *„viele traurige Kinderseelen, die wohl bald sterben"* würden und von deren Leiden und Schicksal sich das hilflose Pferd offenbar nicht abgrenzen konnte. Ich wusste, dass das Tier als Therapiepferd eingesetzt worden war und ordnete die Aussage zunächst dort ein. Die Besitzerin erinnert sich: *„Ich war zunächst völlig ratlos, da die Kinder, die zu uns kommen, ja oft viel mitgemacht haben. Sie wurden aus ihren Familien herausgenommen und sind in einem Heim, aber sie sterben ja nun nicht und die meisten sind sehr glücklich, wenn sie bei uns sind. Es hat mich drei Tage und Nächte gekostet, bis mir ein Licht aufging und ich realisiert habe, dass dieses Pferd direkt neben dem Gleis 17 steht, von dem aus im Zweiten Weltkrieg Juden und vor allem viele Kinder aus Berlin direkt in den Tod deportiert worden sind. Daraufhin haben wir mit deiner Unterstützung ein Gebetsritual durchgeführt. Ich habe an dem Zaun, der zu dem Gleis führt, eine Gebetsfahne aufgehängt und ein kleines Schmusetier darunter befestigt. An dem mit dir verabredeten Abend habe ich meinen Florentinus einfach aus seiner Außenbox herausgelassen und er konnte sich frei auf dem Gelände bewegen. Er blieb in einigem Abstand stehen und hat zugesehen, wie ich die Box ausgeräuchert habe. Dann sind wir zu dem Zaun mit der Gebetsfahne gegangen. Er ist mir einfach gefolgt und hat sich neben mich gestellt, und wir haben gebetet, die Kinder gesegnet und ins Licht ziehen lassen. Ich kann nicht sagen, wie lange wir da gestanden haben. Irgendwann hat sich Florentinus* *abgewendet, ist zum nächsten Heuballen marschiert und hat gefressen. Ich bin noch am Zaun geblieben, um langsam wieder bei mir anzukommen. Dann habe ich noch einmal geräuchert und für den Bruchteil einer Sekunde konnte ich einen älteren Mann mit einem Kind zusammengekauert in der hinteren linken Ecke der Box sehen. Sie hatten große Angst. Noch einmal habe ich gebetet, Frieden gewünscht und ihnen zugesprochen, zu gehen. Dann war irgendwie alles vorbei, Florentinus kam zurück und ging in seinen Stall. Von Zeit zu Zeit zünden wir noch immer eine Grabkerze am Zaun an und beten und ein Tigerauge hängt oben in der Box. Bald darauf gingen die Pferde für gut zwei Monate weiter weg auf die Wiese. Nach ihrer Rückkehr habe ich meine Stute in Florentinus' Box gestellt und ihn aufrücken lassen. Sie fühlt sich dort nun sehr wohl und auch Florentinus begibt sich öfters in seine alte Box. Tagsüber sind die Begrenzungen zwischen den beiden aufgehoben. In dem Gespräch mit dir hatte er noch erwähnt, es sei so dunkel und er wünsche sich mehr Licht: Es hängt schon lange eine helle Lampe in der Box, aber mir scheint auch, dass diese deutlich heller ist seit dem Ritual, und ich meine wirklich deutlich. Florentinus geht es jetzt super und wir warten auf den Frühling, damit er wieder mehr in den Wald kann, um die Seele baumeln zu lassen. Er tut das heute auch mit den Kindern, mit mir und den anderen Pferden. Er muss längst nicht mehr so dringend vom Gelände herunter und in den Wald wie vorher. Es ist wirkliche Ruhe eingekehrt."*

Dieser Fall hat mich sehr stark berührt und mir wieder einmal in Erinnerung gebracht, wie tief solche Licht-Arbeit im wörtlichsten Sinn wirkt – und wie wichtig Bewusstwerdung, Verzeihen und Versöhnung sind.

Eike Hensch: ***„Versöhnung ist die stärkste Energie, die wir aufbauen können."***

HippoSophia – der bewusste Umgang mit dem Pferd

„Wir dürfen durch die Pferde lernen, mit Tieren, mit unseren Mitmenschen und mit uns achtsam, bewusst und wertschätzend umzugehen."

Karin Müller

Von Pferden und Menschen

Bevor wir in die Zukunft schauen, werfen wir noch einmal einen Blick zurück. Wann und wo fingen Mensch und Pferd an, sich füreinander zu interessieren? Was wollten wir ursprünglich von diesen Wesen? Schnell haben wir sie göttergleich verehrt. Damals – und was ist heute daraus geworden? Wie fing das alles an und was für eine Kettenreaktion zog es nach sich? Der Beginn jedenfalls war wenig märchenhaft, aber das Mythische, Magische schwang und schwingt durch alle Zeiten:

Kulturanthropologe Dr. Wolf-Dieter Storl: „*Steinzeitliche Jäger haben Pferde ebenso gejagt wie Bisons, Rentiere, Antilopen und anderes Wild. Erst die indoeuropäischen Hirtennomaden kamen, vor ungefähr 5000 Jahren, auf die Idee, sie zu zähmen, vor Wagen zu spannen oder zu reiten. Von Pferden gezogene Streitwagen gaben diesen westasiatischen Steppenvölkern eine ungeheurere militärische Überlegenheit, denen sesshafte Bauernvölker nichts entgegensetzen konnten. Dank der Pferde stießen diese Nomaden bis nach Indien, an die Grenze Chinas und in das europäische Waldland vor. So wurden auch unsere fernen Vorfahren, dank der Rosse, ‚indoeuropäisiert'; das heißt, wir sprechen eine der indoeuropäischen Sprachen und haben große Teile der Weltanschauung der berittenen Völker angenommen. Dazu gehört auch die Achtung und Hochschätzung dieser edlen Tiergattung und der höhere Status des Berittenen, des Ritters, des Chevalier, des Caballero, des Kavaliers – all diese Begriffe gehen auf das lateinische caballus (Pferd) zurück.*

Die Augen des Pferdes sind tiefgründig wie ein dunkler See. Wenn man das Pferd nicht nur mit kritischem Blick äußerlich betrachtet, sondern ihm tief in die Augen blickt, dann schaut man in eine unergründlich numinose Dimension. Man ahnt etwas Göttliches, etwas

Weises und Erhabenes darin. Obwohl Augustinus in dem Ross, das den Kopf hochreißt, das Symbol des geistigen Hochmuts erkennen wollte, ahnt man, wenn man Pferde kennt, eine Seele voller Demut. Es ist Demut im wahren Sinne des Wortes: der Mut, selbstlos zu dienen. Treu pflügen sie das Feld, ziehen schwere Lasten, tragen den Krieger in die Schlacht.

Man kann Pferde dressieren, da arbeitet man mit Zwang und Schmerz, dann parieren sie. Oder man kann mit der eigenen Seele ihre Tiefgründigkeit ansprechen, dann folgen und dienen sie. Die Reiterkünste der Indianer und Mongolen beruhten auf der schamanischen Kunst, mit den Tieren zu reden und mit ihnen im Einklang zu sein. Was die Pferde glücklich macht, ist dass man mit ihrer Seele kommuniziert.

Pferde sind mit den Göttern verbunden; sie sind, wie die Sioux sagen, wakan (heilig). Auch für die Kelten, Slawen und Germanen war das so. Diese europäischen Waldvölker hielten heilige Pferde in heiligen Hainen. Da diese Tiere als hellsichtig galten, dienten sie als Orakel. Aus dem Schnauben, Wiehern und Schaben mit ihren Hufen lasen die Priester, was sich in der geistigen Atmosphäre anbahnte, was sich möglicherweise in der alltäglichen Welt manifestieren wird.

Die Hellsichtigkeit der Pferde kommt auch in den Märchen zum Ausdruck. Zum Beispiel in dem Märchen von der Gänsemagd, die eigentlich eine Königstochter ist. Ihr Pferd Fallada konnte sprechen. Der Name Fallada geht zurück auf das keltische Wort Velleda (irisch: File, Filid), was ‚Seher, Wahrsager, Verkünder' bedeutet.

Dass Pferde reden können, glauben bis heute noch die Bauern im Emmental – wenigstens war das so auf dem Hof, auf dem ich 1978/79 Feldforschung betrieb. Es hieß, in der Christnacht, zur Mitternachtsstunde, können sie in menschlicher Sprache mit uns kommunizieren – das heißt, wenn man in den Stall geht und in der späten Stunde nicht einschläft.

Ich selber hatte eine Haflinger-Stute namens Fallada. Sie war äußerst sensibel für feine atmosphärische Schwingungen. Manchmal, wenn wir im Wald an ungewöhnlich knorrigen Bäumen, verwunschenen Quellen oder merkwürdig geformten Felsen vorbeiritten, wurde sie nervös. Ihre Nüstern bebten, ihre Augen quollen hervor und sie hielt an. Offensichtlich sah sie die Naturgeister, die ich ebenfalls spürte. Meine junge Tochter ritt an uns vorbei und bemerkte: ‚Was ist mit euch los?' ‚Ja, merkst du nicht, da sind Geister?' Kühl gab sie zur Antwort: ‚Wenn man Geister sieht, dann muss eine Schraube im Hirn locker sein.'

Wenn man Indianer oder richtige Cowboys reiten sieht, spürt man, dass die Seele des Pferdes und des Reiters zur Einheit verschmolzen sind. Das geschieht auf einer instinktiven Ebene. Pferde spüren, ob man mit ihnen im Einklang ist oder nicht. In einer biologisch-dynamischen Gemeinschaft in der Nähe von Genf, wo ich Gärtner war, geschah es, dass es zu einer tiefen, seelischen Verbindung, einem Bonding, zwischen mir und dem Fjordpferd kam, das unsere Felder eggte oder den Wagen zog. Der Norweger ließ sich auch gut reiten. Aber nicht von jedem. Er mochte keine Leute auf seinem Rücken, die zu sehr im Kopf und nicht ganz im Hier und Jetzt waren. Er galoppierte auf einen Apfelbaum zu und streifte den unerwünschten Reiter an einem waagerecht wachsenden Ast von seinem Rücken. Ein anderer Trick war es, an einem steilen, nach unten führenden Hang plötzlich zu halten, Nacken und Kopf nach unten zu werfen, sodass der lästige Reiter nach vorne auf den Boden purzelte.

Es ist also wichtig, mit dem Pferdewesen im Hier und Jetzt zu sein. In der heutigen Zeit sind es vor allem Mädchen, die das irgendwie können. Oft jedoch werden die kühnen Reiterinnen von der Schule und den vielen Hausaufgaben verdorben. Indem sie lernen, die Welt ‚objektiv' zu betrachten, rückt ihnen das Seelenhafte fern. Auf einmal sind sie nicht mehr im instinktiven Einklang mit dem Pferdewesen. Umso mehr das Pferd zum Gegenstand wird, desto ängstlicher wird der Reiter, umso mehr wird Dressur wichtig.

Nicht nur die eigene Seele mit der des Pferdes in Einklang zu bringen ist wichtig, sondern auch, ihre biologischen und ökologischen Eigenschaften zu verstehen. Etwa als Bewegungstiere, als Steppentiere, die in ihrem ursprünglichen Lebensraum bis zu 60 Kilometer pro Tag laufen. Auf diese Weise blieben die Hufe gesund. Ihre natürliche Umwelt ist eher trocken und karg. Sie brauchen Raufutter, und da ihnen dort nur eher mageres Gras, dürres Gestrüpp und Stängel zur Verfügung standen, blieben sie schlank und fit. Unsere Weiden sind meistens zu fett, die Pferde fressen zu viel eiweißhaltiges Gras und laufen Gefahr, Hufrehe zu bekommen.

Pferde, als Säugetiere wie auch wir es sind, sprechen gut auf Heilkräuter an. Bis auf einige Ausnahmen wie den Ackerschachtelhalm, der ihnen nicht gut bekommt, können wir dieselben Kräuter verwenden, die auch uns helfen. Zum Beispiel können Pferde, wie auch Hunde und Menschen, wenn sie von der Spirochäten-Erkrankung Borreliose befallen werden, mit Kardenwurzeln behandelt werden. Besitzer einer großen Pferdefarm berichteten mir von guten Heilerfolgen, indem sie die Tiere mit den Wurzeln fütterten. Die bekannte Tierärztin Alexandra Nadig konnte ähnliches in Erfahrung bringen. Es wäre müßig, hier weitere phytotherapeutische Möglichkeiten zur Behandlung kranker Pferde anzuführen. Es gibt noch immer Bauern, Zigeuner und andere, die mit Rossen zu tun haben, die auf eine lange Tradition, was Heilpflanzen für Pferde betrifft, zurückblicken können. Es wäre gut, sie zu befragen, ehe ihr Wissen verloren geht. Auch die Werke von Juliette de Bairacli Levi enthalten wertvolle Tipps, damit diese, unsere wunderbaren Wegbegleiter, gesund bleiben.“

Eine neue Wahrnehmung Es ist an der Zeit für eine neue, wertschätzende Geisteshaltung gegenüber dem Pferd, der Natur und damit letztlich auch uns selbst gegenüber. Damit sich Ulrich Raulffs These vom „*letzten Jahrhundert der Pferde*", von der Trennung, dem Zerbrechen des „*kentaurischen Paktes*" nicht bewahrheitet.[35]

Dann heißt es nicht länger: Warum tun Pferd und Mensch sich gut –, sondern **wie** können Mensch und Pferd sich gut tun? **Wie** setzen wir das tatkräftig und mit vollem Herzen, aus voller Seele um? Der Anfang ist längst gemacht, denn das ist die Erkenntnis. Nun gilt es, weiter ins Tun zu kommen – nicht nur im Außen, sondern im Innen. Was also können wir als Einzelne tun? Eine Menge. Jede Veränderung beginnt mit einem ersten Schritt, und mag er noch so klein sein. Sobald und indem wir das Geschenk, das unsere Pferde uns machen, erkennen, werden wir ihnen etwas zurückgeben wollen.

Unser Blickwinkel auf das, was Pferde tagtäglich für uns leisten und was sie für uns bedeuten, verändert sich immer mehr. Vieles, was vielleicht vor 20 Jahren oder vor 120 Buchseiten noch galt, ist inzwischen Vergangenheit. Wir stellen Althergebrachtes infrage, wir sind bereit neu hinzuschauen, bilden uns eigene Meinungen, die durchaus auch mal von tradierten Lehrmeinungen abweichen dürfen und trennen Spreu von Weizen.

Linda Tellington-Jones hat Anfang der 80er-Jahre des vorigen Jahrhunderts unter anderem die Idee ihrer Körperarbeit, das Tellington-TTouch-Training und das Halsringreiten nach Europa und Deutschland gebracht: „*Es hat sich so viel getan seither. Unser nächstes Ziel sollte es sein, ein Bewusstsein dafür zu wecken, welch enormes Geschenk Pferde in unserem Leben sind und was sie für uns Menschen bereithalten: Wir haben die Chance, sie in ihrer individuellen Persön-*

35 Ulrich Raulff: „Das letzte Jahrhundert der Pferde – Geschichte einer Trennung", Verlag CH Beck, München 2015

lichkeit zu erkennen und in ihre Seele zu schauen. Wenn wir das tun, passiert etwas Großartiges: Dann sehen wir wie in ein Spiegelbild, das uns daran erinnert, wer wir sind und was wir einmal waren. Diese Erkenntnisse schenken uns Pferde."

•

Machen wir uns noch einmal bewusst, was wir Pferden alles verdanken. Sie schenken uns ihre Kraft, ihre Bewegungsfreude und eine Verbindung zur Natur. Wie gut uns diese Erfahrungen tun, haben wir im Kapitel „Die heilende Wirkung der Pferde" erfahren.

Wenn wir den Stall als kräftigenden Ort gestalten, können wir den Pferden gute, sprich pferdegerechte Lebensumstände bieten, die neben einer artentsprechenden Haltung mit viel Platz, Auslauf, Licht und Luft ebenso die harmonische Zusammenstellung der Pferdegruppe wie auch gesundes Futter und Wasser mit einbeziehen.

Es muss nichts perfekt sein, aber wir können Schritt für Schritt Dinge umgestalten und zum Positiven verändern. Wir werden spüren, dass es den Pferden und uns gut tut. Wie wir die Veränderungen umsetzen können und was alles möglich ist, ist im Kapitel „Der Stall als Kraftort" ausführlich beschrieben worden.

•

Nun erreichen wir die dritte Phase, die Mensch und Pferd in eine gute Entwicklung – in die *HippoSophia* – führen darf.

HippoSophia verstehe ich als das Geschenk der Pferde an uns Menschen. Es ist die Weisheit der Pferde, die uns eine neue Weltsicht schenkt. Und hier prophezeit auch Ulrich Raulff dem Pferd *„eine große Zukunft: als unser Freund, Lehrer und Therapeut"*[36].

---

36 Ulrich Raulff während einer Lesung im Literarischen Salon in Hannover am 18. Januar 2016

Wir dürfen stellvertretend durch Pferde lernen, mit Tieren, mit unseren Mitmenschen und mit uns achtsam, bewusst und wertschätzend umzugehen.

•

Dazu passt hervorragend, was auch für Uta Gräf die Qualität eines wirklich guten Stalles – und Pferdemenschen – ausmacht: „*Ich finde es wichtig, ein Pferd stets als Tier zu betrachten, in jeder Hinsicht: Es nicht zu vermenschlichen bedeutet beispielsweise, dass Auslauf und Bewegung wichtiger sind, als es fein herauszuputzen; es bedeutet auch, dass man stets die ‚Pferdedenke' im Hinterkopf hat und sich klarmacht, dass ein Pferd immer nur von seinen Instinkten gesteuert wird und niemals mit Absicht den Reiter ärgern will. Wir versuchen, uns immer in die Pferde hineinzuversetzen – bei allem, was wir mit ihnen zusammen tun. Was die äußere Haltung angeht, ist ein Pferd auch gut aufgehoben, wenn nicht alles blitzt und blinkt, solange Platz, Luft, Futter, Bewegung und Zuwendung stimmen. Wichtig ist es, dem Pferd Respekt entgegenzubringen. Man könnte sagen: Die Haltung des Pferdes und die (innere) Haltung zum Pferd sollte vom Respekt gegenüber dem Tier geprägt sein.*"

•

Klassische Reitkunst-Ausbilderin Anja Beran: „*Unsere moderne Wohlstandsgesellschaft hat die Möglichkeit, dem Pferd heute ein besseres Dasein zu erlauben, als es unsere Vorfahren noch konnten.*

Früher hat das Pferd dem Menschen in den verschiedensten Lebensbereichen gedient. Sei es als Lasttier, als Transportmittel, im Krieg, in der Landwirtschaft, im Bergbau usw. Verschleiß und Ausbeutung wurden in Kauf genommen, da man keine andere Möglichkeit hatte. Das Leben und die Umstände gaben vor, wann und was es an Bewegung, Futter, Sozialverhalten und Unterbringungsmöglichkeiten gab.

Von den Pferden wurde all das in Kauf genommen und sie waren stets treuer Begleiter des Menschen und an der Entwicklung, sprich dem Fortschritt der Menschheit, beteiligt wie kein anderes Tier.

Aus meiner Sicht könnte nun die Phase der ‚Wiedergutmachung' eintreten. Längst ist die Leistungskraft eines Pferdes von modernen Maschinen überholt und es dient heute fast ausnahmslos unserem Freizeitvergnügen oder soll unseren sportlichen Ehrgeiz im Wettkampf befriedigen. Da beginnt die Angelegenheit bereits schwierig zu werden, denn schnell kann die Grenze von Forderung zu Überforderung überschritten werden! Allerdings ist eine reiterliche Leistungsüberprüfung durchaus sinnvoll, und auch eine Selektion der Pferdezucht auf Grundlage sportlicher Ergebnisse ist positiv für die Entwicklung!

Beobachtet man jedoch, wie weit Leistungssportler oftmals gehen und ihren eigenen Körper ausbeuten, ja sprichwörtlich schinden, und wie bewusst sogar auf Medikamente und verbotene Substanzen zugegriffen wird, dann kann man sich ausmalen, wie weit man wohl mit einem fremden Körper geht, mit dem man Leistungen erbringen möchte. Daher ist die Ausübung von Leistungssport mit einem Tier eine fragwürdige Angelegenheit und kann nur funktionieren, wenn die Betreffenden verantwortlich und respektvoll mit dem Lebewesen Pferd umgehen.

Ein pferdegerechtes Prüfungssystem, strikte Regelungen und Kontrollorgane, um den Schutz des Tieres zu gewährleisten, sind deshalb unabdingbar. Natürlich können diese Kontrollen nur in der Öffentlichkeit stattfinden, also bei den entsprechenden Wettbewerben, was zu Hause, im Verborgenen stattfindet, ist nicht überprüfbar. Da sollte sich jeder selbst hinterfragen, ob sein Handeln ethisch vertretbar ist.

Müssen wir heute noch Pferde zu Leistungen antreiben, die sie unwillig tun oder überfordern? Müssen Pferde bereits knapp 2-jährig angeritten werden, nur um 3-jährig auf Turnieren, Auktionen oder Hengstkörungen zu bestehen? Müssen Pferde mit Medikamenten be-

ruhigt oder angespornt werden, anstatt ihnen etwas mehr Zeit zu lassen? Müssen Pferde noch 23 Stunden täglich in der Box stehen? Müssen Pferde mit Hilfszügeln gearbeitet werden, nur weil es schneller geht? Die Liste lässt sich beliebig lange fortsetzen – aber ich meine, die Antwort sollte heute immer ein klares ‚Nein' sein! Viele werden nun sagen, dass sie von Pferden leben müssen und der Druck der Kunden bestimmte Maßnahmen nötig macht, um finanziell bestehen zu können. Erwidern muss ich an dieser Stelle, dass es viele Berufe gibt, in denen sich schneller und leichter viel mehr Geld verdienen lässt als mit Pferden. Wenn der finanzielle Aspekt also im Vordergrund steht – warum dann nicht etwas anderes tun?

Sollte aber Leidenschaft und Liebe zur Kreatur im Spiel sein, dann sollte man sich überlegen, dass man vielleicht der Erste sein sollte, der frei heraus sagt, dass er seine Hengste NICHT mit 2 Jahren anreitet und NICHT zu Körungen oder sonstigen Sichtungen schickt, bevor sie 4 Jahre alt sind, oder dass er ein Pferd NICHT 7-jährig Grand Prix fertig ausbildet usw.

Das wird zunächst einmal für Aufsehen und auch Kritik sorgen, ABER es wird rasch eine große Anzahl von Pferdemenschen geben, die genau so jemanden suchen, bei dem nicht der Kommerz, sondern das Tier im Vordergrund steht, und die so jemandem gerne ihr Pferd anvertrauen.

Mut, um Missstände anzusprechen, Zivilcourage und Reiter, die es pferdegerecht machen, das benötigen die Pferde heutzutage und wir schulden es ihnen!

Genau das sollte unser Ansatz sein, den Pferden zurückzugeben, was sie Jahrhunderte für uns geleistet haben! Ihnen mit Respekt zu begegnen, sie eben nicht mehr auszubeuten, sondern sie als Freizeitpartner und gerne auch als Partner im Sport zu sehen. Immer wieder zu hinterfragen, ob das, was ich dem Tier gerade zumute, wirklich sein muss?

Dazu kommt noch, dass wir heute viele Erkenntnisse gewonnen haben über optimale Fütterung, Sozialverhalten, Bewegungsverhalten und all die anderen Bedürfnisse eines Pferdes, die wir alle in unserem Alltag mit Pferden berücksichtigen sollten.

Eine häufige Fütterung in kleinen Mengen, mehr Bewegung als eine Stunde täglich, Koppelgang mit Artgenossen, luftige Ställe, all das gehört heute zu einer guten Pferdehaltung. Futterautomaten, Führanlagen, beheizte Tränken etc. tragen dazu bei, das Wohlbefinden der Tiere zu optimieren und ihnen das Leben so artgerecht wie möglich zu gestalten. Jeder sollte immer wieder einmal darüber nachdenken, ob er für sein Pferd schon das Bestmögliche erreicht hat oder ob noch Verbesserungen möglich sind!

Schließlich bin ich auch der Meinung, dass ein Tier, das in Gefangenschaft gehalten wird, unbedingt eine Aufgabe benötigt, um nicht zu verkümmern. Eine Aufgabe, die es körperlich stärkt und seine Intelligenz stimuliert, während es in spannende Interaktion mit dem Menschen tritt. So entstehen vertrauensvolle Beziehungen zwischen Tier und Mensch, wovon beide in extremer Weise profitieren! Dazu müssen wir dem Pferd vor allem eines schenken: ZEIT!

Wir sollten es beobachten, auf der Weide und in der Box, mit ihm umgehen, es putzen und pflegen und natürlich Aufgaben mit ihm bewältigen, um es wirklich zu kennen. Die gesamte Arbeit mit einem Tier, und speziell mit einem Pferd, ist immer auch eine Charakterschule für uns Menschen, und während wir für das Tier da sind und ihm etwas ‚zurückgeben‘, gewinnen wir unendlich viel für uns! Dinge wie Disziplin, Fleiß, Geduld, Selbstbeherrschung, Respekt und Demut nehmen nach und nach einen Stellenwert in unserem Leben ein und bereichern es auf ungeheure Weise!“

Dem Pferd Zeit schenken – und zwar Qualitätszeit, in der wir auf die Bedürfnisse unseres behuften Partners eingehen, das ist komplett unabhängig von der Reitweise machbar.

Zeit schenken Auch die Horsemanship-Trainer Jenny Wild und Peer Claßen empfinden Zeit als wunderbares Gegengeschenk: „*Wir fühlen uns unseren Pferden besonders nah, wenn wir ihnen das Wertvollste geben, was wir besitzen – unsere Zeit! Und diese Zeit ist gerade dann etwas ganz Spezielles, wenn ihr einziger Zweck das Beisammensein mit den Pferden ist – ohne etwas von ihnen zu wollen, ohne etwas zu fordern, ohne besonderen Anspruch. Weil wir den Wert dieser Nähe zu schätzen wissen, versuchen wir so oft wie möglich genau diese Zeit mit unseren Pferden zu verbringen – als Teil ihrer Herde.*

Dabei breitet sich ein Gefühl von Ruhe, Nähe, Sanftheit, Verbundenheit, Verständnis, Ausgeglichenheit und Vertrauen aus. Unabhängig davon, ob es Sekunden, Minuten oder Stunden sind, die wir so mit unseren Pferden verbringen, und ganz gleich, ob auf der Wiese, auf dem Paddock, im Stall, auf dem Reitplatz oder anderswo.

Es gibt kaum etwas Schöneres, als zu beobachten, wie die Pferde miteinander umgehen, wie sie ihre Zeit verbringen, oder wie liebevoll sie uns wahrnehmen, uns beschnuppern, neben uns fressen. Es ist einfach schön, sie anzufassen, sie zu riechen, sie zu fühlen und auch herauszufinden, welche Berührungen sie besonders gerne haben. Wenn wir mit dieser Einstellung zu den Pferden kommen, kann man spüren, wie die Pferde unsere Nähe suchen, mal aus Neugier, mal als freundliche Begrüßung. Es ist so faszinierend zu sehen, wie sie uns selbstverständlich aufnehmen, ohne Erwartungen, ohne Vorgaben, ohne Zeitdruck und ohne Ehrgeiz, dafür mit viel Wärme und Offenheit.

Für die Pferde ist diese Art des Zusammenseins eigentlich das Natürlichste auf der Welt, für uns Menschen ist es ein rares Gut geworden. Doch wir können wirklich nur jedem Pferdebesitzer raten, sich diese Nichts-Wollen-Zeit zu nehmen, denn das ist garantiert etwas, das sich die Pferde von uns wünschen.“

Was wir ihnen auf diese Weise schenken, kehrt doppelt zu uns zurück, bereichert unseren Alltag und unsere Persönlichkeit.

Die Persönlichkeitsentwicklung des Reiters

Egal, wo Sie im Leben stehen, Sie können jederzeit anfangen, etwas zu verändern.

Auch oder gerade, wenn nicht alles in unserem Leben gut verläuft, ist die Möglichkeit einer Entwicklung da. Das setzt voraus, dass wir bejahen, etwas ändern und in die Hand nehmen zu wollen, dass wir die Chance begreifen, uns weiterzuentwickeln, auch wenn wir den Sinn in einem Geschehen vielleicht noch nicht sofort entschlüsseln können. Die äußeren Umstände können nichts dafür, wie es uns geht. Sie haben keine „Schuld". Wir entscheiden, was wir daraus machen, wie wir damit umgehen. Ob wir uns über Steine im Weg beklagen – oder etwas Hübsches daraus bauen. Ob wir verharren und stagnieren – oder ob wir gestärkt aus einer Prüfung hervorgehen und klarer erkennen, was wir im Leben wollen und was nicht. So gewonnene Kraft hilft mir auch, mein Pferd besser zu verstehen, vielleicht die positiven Eigenschaften meines Partners oder meiner Partnerin wieder mehr zu schätzen und vielleicht meinen Kindern gegenüber mehr Klarheit auszustrahlen. Ich helfe also nicht nur mir selbst, sondern tue in gleichem Maße meinen Mitmenschen und meinem Pferd gut – durch meine Bewusstwerdung und Veränderung.

Dinge, die ich nicht ändern kann … In einem meiner Seminare wurde ich einmal mit der Situation konfrontiert, dass ein Pferd nach dem Umzug in einen neuen Stall krank geworden, medizinisch aber nichts zu finden war. Die Besitzer sahen sehr wohl den eindeutigen zeitlichen Zusammenhang. Sie brachten den schlechten Allgemeinzustand des Tieres auch selbst damit in Verbindung und baten mich um Rat. Die Möglichkeit eines erneuten Stallwechsels wehrten sie jedoch vehement ab. Auf meine Nachfrage stellte sich heraus, dass sie selbst ebenfalls auf den betreffenden Hof gezogen waren. Wieder fragte ich nach und es trat zutage, dass es der Familie dort ebenfalls nicht gut ging, sie sich kreuzunglücklich fühlten und besonders die Kinder seit dem Umzug immer wieder unter Infekten litten. Ruhige Nächte? Fehlanzeige. Stattdessen Tränen, Kummer und Stress. Aber noch einmal die Koffer packen? Nein. Auf keinen Fall. Und nein, sie hatten den Hof nicht etwa gekauft, sie waren nur Mieter und auch nicht durch eine übermäßige Kündigungsfrist geknebelt. Selbstverständlich würden sie – theoretisch – auch wieder kündigen können. Sie wollten aber nicht. Weil es ihnen zu aufwändig erschien? Wie eine Niederlage? Weil sie den Zusammenhang so nicht sahen? Ich weiß es bis heute nicht.

Manchmal stecken wir in wirklich seltsamen Leidensmustern fest und unsere Pferde können nichts anderes tun, als sie uns aufzeigen und sie mittragen. Doch ihre heilende Wirkung können sie nur für uns entfalten, wenn wir bereit sind hinzuschauen – und eben auch mal unbequeme Dinge – oder uns selbst – zu ändern.

•

Linda Tellington-Jones: *„Begreifen wir, was wir tun, wenn wir ein Pferd 23 Stunden am Tag in eine Box sperren – wenn es denn das ‚Glück' hat, eine Stunde geritten zu werden? Ich glaube, vieles von dem, was wir mit unseren Pferden tun, spiegelt wider, was wir Menschen uns selbst antun. Wir sind von unseren Empfindungen und Emotionen abgeschnitten. Wir sind sogar unfähig, das zu erkennen – wir können nicht aufhören oder eine Pause einlegen, wenn wir erschöpft, ängstlich oder frustriert sind. Durch unsere Pferde haben wir die Möglichkeit, uns zu reflektieren: Wir können lernen, uns genauso um uns selbst zu kümmern wie um unser Pferd."*

Selbstfürsorge – ein großes Thema unter Reitern. Oft genug opfern sich die Pferde für uns, aber manchmal ist es auch umgekehrt – oder scheint es etwa nur so? Immer wieder werde ich in Seminaren oder bei Einzelterminen mit Extremen in die eine oder andere Richtung konfrontiert. Ich kenne Menschen, die buchstäblich ihren letzten Cent fürs Pferd ausgeben. Um den Stall, den Tierarzt, den großen und kleinen Luxus rund um die Pferdehaltung und Reiterei zu zahlen, arbeiten sie sich krank, hausen in der billigsten Wohnung, ernähren sich so günstig es geht. Und was gewinnen sie damit?

Selbstwert durch Aufopferung? Oder wenigstens ein gesundes, glückliches Pferd? Ich glaube nicht. Eine solche Schieflage kann dauerhaft in keine Richtung zu Balance führen.

Stattdessen geschieht häufig das, was am meisten gefürchtet wird. Ein „*Oh nein, jetzt auch das noch!*" – in welcher Form auch immer: Wasserrohrbruch im Stall, alle Pferde durch den morschen Zaun auf die Landstraße abgehauen – oder ins Weizenfeld gegenüber, Unfall, Krankheit … und auf einmal ist sie doch möglich, die (Zwangs)pause. Ich möchte manchmal fragen: „*Was muss denn noch passieren, damit Du erkennst, dass die größte Baustelle Deines Pferdes Du selbst bist?*" Wenn wir nicht wissen, wie wir gut für uns sorgen – wie wollen wir dann gut für andere sorgen können? Wenn wir nicht mal auf uns aufpassen können, wie dann auf andere? Und wenn wir uns gestresst, hektisch, nervös auf ein Pferd setzen – wie soll es dann anders auf uns reagieren? Natürlich gibt es auch das umgekehrte Extrem, aber wie es immer mit Extremen so ist – sie sind keine gute Marschrichtung.

•

Auch Sibylle Wiemer beobachtet immer wieder, wie opferbereit Menschen sind, wenn es um ihre Lieblinge im Stall geht, und dabei bis an die Grenzen ihrer Kräfte und darüber hinaus gehen: „*Was braucht mein Pferd? Die Antwort ist nicht unbedingt: ‚Nur auf der Weide ste-*

hen und keinen Menschen sehen.' Das ist Quatsch. Wir haben unsere Pferde nun einmal so domestiziert, dass sie wirklich auf uns angewiesen sind. Und trotzdem bin ich ein Verfechter davon, dass wir uns nicht zerfleischen und auch mal andere Prioritäten setzen dürfen. Manche Menschen müssen ihre Pferde auf eigene Kosten betüdeln, warum auch immer – aus irgendwelchen psychischen Gründen bis hin zur totalen Selbstaufgabe – und diese Pferde sind erstaunlicherweise auffallend oft krank, weil die Leute ja was zum Pflegen brauchen. Deren Realität sieht so aus: ‚Mein Pferd braucht mich, weil es fünfmal täglich Medizin benötigt.' Das geht aber auch anders. Meine Kollegin Susanne hat ein altes, krankes Pferd, aber man merkt, dass sie mit einer professionellen Distanz an die Pflege geht. Denn ihr junges Pferd ist total robust und hat gar nichts. Und eine meiner Stuten hat Arthrosen ohne Ende, aber sie bewegt sich frei und kann geritten werden. Ich laufe ja auch mit Arthrosen ohne Ende. Ich kenne Leute, die haben Tierarztrechnungen innerhalb eines Jahres, höher als unser Verein für alle 15 Pferde zusammen. Das ist ganz gruselig und nimmt ganz abstruse Formen an. Selbst wenn jemand diesen Prozess erkennt, ist es schwer, da rauszukommen." Um eine solche selbstzerstörerische Spirale zu durchbrechen, müssen betroffene Pferdefreunde Abstand gewinnen und verinnerlichen, worum es geht, sich mit ihren persönlichen Verhaltensweisen und Beweggründen auseinandersetzen.

Also – wo fangen wir an? Bei uns! Und wir sind schon längst mittendrin!

Halten wir uns artgerecht? Kennen Sie die Bedürfnispyramide nach Maslow? Eigentlich eine ganz einfache Sache. Wir alle, Mensch wie Tier gleichermaßen, haben Grundbedürfnisse. Ausreichend Essen, Schlaf, Wärme, Sex, ein Dach über dem Kopf – alles, was das blanke Überleben sichert, das ist die breite Basis. Darauf folgt direkt unser Sicherheitsbedürfnis. Darüber liegen soziale Bedürfnisse wie Kontakte zu Freunden und Kollegen. Wenn dieser Sockel nicht stimmt, haben wir Defizite und brauchen gar nicht weiter nach oben schauen. Denn in der oberen Hälfte möchte das Ich gefüttert werden – mit Anerkennung, Geltung und derlei mehr. An der Spitze steht dann unser Bedürfnis nach Selbstverwirklichung, nach Sinn und Aufgaben – überall hier geht es um Wachstum. Und auch dabei fördern und fordern uns unsere Pferde gleichermaßen. Projizieren wir, was uns fehlt, auf sie? Leben wir an ihnen aus, was wir uns selbst vorenthalten? Halten wir sie umgekehrt kürzer als uns selbst? Würden wir so leben wollen wie unsere Pferde? Mit einem von Herzen guten Gefühl?

Wie steht es denn um uns selbst?

Übung Nehmen Sie sich Papier und Stift. Vergleichen Sie Ihr Leben mit der Bedürfnispyramide – wo ist da unter Umständen bei Ihnen etwas in die Schieflage gerutscht? Wie steht es zum Beispiel um die Balance zwischen Arbeit und Freizeit? Notieren Sie sich in einer Spalte den „Ist-Zustand" und in einer zweiten das „Soll" – Ihre Wünsche und Bedürfnisse, die ein Gleichgewicht wiederherstellen oder weiter ausbauen. Und dann machen Sie sich daran, diese Liste Schritt für Schritt abzuarbeiten – ganz konkret mit Zielvorgaben und mit Leben zu füllen. Machen Sie es so konkret wie möglich. Setzen Sie sich (erfüllbare) Termine. Sammeln Sie Ideen. Sie wollen nicht irgendwann diffus glücklich sein – Sie wollen ab sofort und ganz eindeutig etwas (nämlich was?) dafür tun!

Ich bin mir sicher, jede und jeder von uns entdeckt da bei (und für) sich ein paar Hausaufgaben. Kann sein, dass Sie dagegen halten, das wichtigste Wesen in Ihrem Leben sei Ihr Pferd. Ich widerspreche: Das wichtigste Wesen in Ihrem Umfeld sind Sie selbst! Wie wollen

Sie denn für all die anderen sorgen, wenn es Ihnen selbst nicht gut geht? Wenn unsere eigenen Grundbedürfnisse nicht erfüllt sind, wie wollen wir dann die anderer erfüllen, ohne wieder im Mangel zu sein? Sorgen Sie zuerst für sich – dann haben Sie die volle Kraft, um es von Herzen auch den Ihnen Anvertrauten gut gehen zu lassen! Schöpfen können wir nur aus der Fülle, nie aus dem Mangel.

Von der Erkenntnis ins Tun Durch unseren Übungspartner Pferd erfahren wir manchmal mehr über uns, als uns lieb sein mag.

Manche Dinge, die er uns wie einen Spiegel hinhält, schmerzen uns, wir scheuen uns, hineinzublicken und uns selbst zu erkennen. Da wird es unter Umständen richtig unbequem – und richtig selbsterfahrungsreich. Pferde bringen uns dazu, uns mit Endlichkeit auseinanderzusetzen, mit Sterben und Tod, mit den Rhythmen von Sein, Werden und Vergehen – Unabänderliches zu akzeptieren, andere Dinge in Angriff zu nehmen, die wir durchaus ändern können. Wir reiben uns an ihnen und dadurch wachsen wir.

Sibylle Wiemer wünscht sich wieder mehr Mut, liebevoll Grenzen zu setzen, um wirklich die Verantwortung einer Leitposition zu übernehmen: *„Schon die moderne Kindererziehung hat für mich damit zu tun. Moderne Mütter können nicht mehr aushalten, wenn man sagt ‚Du, Dein Kind hat sich falsch benommen', weil sie nicht mehr trennen zwischen sich und ihrem Kind. Das Buch ‚Warum unsere Kinder Tyrannen werden'*[37] *kann man wunderbar auf Pferde und die Reiterei übertragen: ‚Wenn aus Pferden Tyrannen werden'. Sie überrennen ihre Besitzer, halten keinen Abstand. Das Ganze steht und fällt damit, dass ein Pferd sich innerhalb seines sozialen Umfeldes sicher*

---

37 Michael Winterhoff: „Warum unsere Kinder Tyrannen werden oder: Die Abschaffung der Kindheit", Goldmann Taschenbuch 2009

fühlt. Wenn es, obwohl es schon zwei oder drei Jahre in einem Menschenkontakt ist, immer noch ständig den Kopf hochreißt und seine Umwelt sortieren muss, hat es nicht gelernt, dass dieser Mensch ihm helfen und für das Pferd entscheiden kann, ob die Umwelt für es gefährlich ist oder nicht. Es muss das immer noch selber tun. Wenn das Pferd aber von seinem Herzen her gar kein Alphatier ist, sondern im Mittelfeld oder noch weiter unten, sind Probleme vorprogrammiert. Viele Pferdebesitzer finden es ganz schrecklich, den Omega der Herde zu haben – lieber haben alle Alphatiere. Wenn ich nun irgendwo stehe, muss mein Pferd neben mir stehen bleiben, natürlich darf es gucken, aber wenn ich sage ‚Mach den Kopf tief', dann sollte es mir vertrauen. Und warum muss es ein Hengst sein, wenn er gar nicht decken soll? Der Sport muss komplett rekonstruiert werden. In meinem Utopia werden Hengste nur noch über Eigenleistung gekört, dürfen erst mit vier oder fünf Jahren zur Körung und haben viel mehr Zeit in der Ausbildung. Ich wünsche mir viel mehr Prüfungen für junge Remonten, die auf Gelassenheit, gute Grunderziehung, Geschicklichkeit und Abwechslung abzielen. Dressur, Springen, Gelände – das wünsche ich mir in klein-klein – nicht, wer kann am höchsten oder schnellsten –, sondern wer zeigt es am schönsten! Ich wünsche mir Aktivställe. Wo der eine oder andere Warmblüter die Möglichkeit hat, nachts in eine Box zu gehen, das vielleicht sogar selbständig entscheiden kann. Das wäre ein Highlight.“

Grenzen setzen Auch die Horsemanship-Trainer Jenny Wild und Peer Claßen befürworten klare Grenzen als Basis einer guten Beziehung:

„Unsere große Passion ist es, möglichst frei mit unseren Pferden zu spielen und zu arbeiten. Wer Freiheit für die Pferde fordert, so könnte man meinen, hat wenig übrig für Grenzen und Limitierungen. Doch

tatsächlich ist das Gegenteil der Fall. Gerade für unsere Art des Zusammenseins mit Pferden sind freundliche, aber klare Grenzen ein wesentlicher Bestandteil. Sie sind die Basis einer jeden gut funktionierenden Beziehung, denn nur, wenn beide Seiten Grenzen kennen und respektieren, können Pferd und Mensch sich wirklich verstehen. Dem Pferd ist klar, wie weit es gehen kann und was alles erlaubt ist, also in welchem Handlungsspielraum es sich bewegen kann. Der achtsame Mensch sieht und fühlt die Grenzen des Pferdes, übertritt sie nicht ungefragt, sondern kann auch dem Pferd vermitteln, dass es verstanden wird. Je besser das Pferd seine Grenzen kennt, umso mehr können wir uns auf es verlassen und umso mehr Freiheit können wir ihm geben!

Grenzen dienen grundsätzlich natürlich auch der Erziehung. Der Mensch sollte eine klare Vorstellung davon haben, welches Verhalten des Pferdes er unterstützt und welches er untersagt. Ehrliche und respektvolle Konsequenz ist hier das Zauberwort. Wenn Pferde sich in unserer Welt rein instinktiv verhalten, kann dies sowohl für die Pferde als auch für die Menschen schnell gefährlich werden. Erziehung dient also dazu, dem Pferd zu ermöglichen, seiner Natur gemäß zu reagieren, dies aber in gewissen Grenzen zu tun, sodass es weder sich selbst noch andere in Gefahr bringt. Das ist die Basis für jede weitere respektvolle Zusammenarbeit.

Aufgrund ihrer Natur als Flucht- und Beutetier haben Pferde tendenziell immer Angst. Oder wie Jean-Francios Pignon es so deutlich ausgedrückt hat: ‚Es gibt nichts leichteres für Menschen, als Pferden Angst zu machen.‘ Durch faire und nachvollziehbare Grenzen, die vom Menschen konsequent, aber freundlich eingehalten werden, fühlen sich Pferde bei uns sicherer. Diese Regeln und Grenzen basieren dabei immer auf den Prinzipien Raum und Energie. Es geht u. a. um die Fragen: Wie gut kann ich meinen eigenen Raum beanspruchen? Wie viel Energie muss ich dafür einsetzen, damit mir das Pferd zwar glaubt, aber auch nicht verunsichert wird? Grenzen sind nämlich bei allem pädagogischen Wert nicht als Strafe gedacht!

Ein großes Zauberwort ist also die Balance. So wenig wie möglich und so viel wie nötig, so lautet wie immer die Devise. Ein Mensch, der dies verstanden hat und entsprechend handelt, ist eine Persönlichkeit, der sich das Pferd gerne anschließt, denn er strahlt einerseits Klarheit, Sicherheit und Kompetenz aus, andererseits aber eben auch Freundlichkeit und Gefühl.

Wenn Sie Ihrem Pferd freundliche, aber klare Grenzen setzen möchten, gibt es in der Praxis ein paar wichtige Grundregeln zu beachten. Erst einmal brauchen Sie ein klares Bild davon, was Sie von Ihrem Pferd erwarten (also einen guten ‚Fokus'). Jede Frage, die Sie stellen, sollten Sie so freundlich wie möglich beginnen, dann jedoch kontinuierlich die Energie steigern und die Frage unbedingt zu Ende stellen (Konsequenz). Um Ihrem Pferd zu sagen, was die ‚richtige' Antwort ist, müssen Sie unmittelbar aufhören, wenn es das tut, was Sie sich vorgestellt hatten (Timing). Das Allerwichtigste hierbei ist natürlich immer ein gutes Gefühl für das Pferd zu haben. Deshalb muss der Mensch zwar lernen, wie man Grenzen setzen kann, aber immer nur mit dem Bedürfnis, seinem Pferd damit zu helfen und es zu unterstützen. Wenn Sie dies auf jeglichen Umgang mit Pferden übertragen, helfen Ihnen Grenzen, eine ehrliche und verständnisvolle Beziehung zu Ihrem Pferd aufzubauen, die auf einer nachvollziehbaren und klaren Kommunikation basiert."

Resonanz Wir sind bereits darauf zu sprechen gekommen, dass Pferde mit uns in Resonanz gehen, uns spiegeln. Menschen und Tiere schwingen sich aufeinander ein. Diese Beziehungs-Schwingungsgeflechte nennt der englische Biologe und Verhaltensforscher Rupert Sheldrake morphische oder morphogenetische Felder. C.G. Jung sprach von einem kollektiven Unterbewussten, einem energetischen Schwingungsfeld, das letztlich alle Informationen allen Seins enthält.

Dr. Torp: „*Jeder, der länger mit Pferden zu tun hat, wird Beispiele dafür kennen: Ein Pferd mit Problemen, sei es Unrittigkeit, Husten, Lahmheit usw. wird vielen Therapien unterzogen (Tierarzt, Osteopathie, Akupunktur usw.), nichts bringt eine echte Verbesserung. Der Mensch gibt das Tier in andere Hände, dort ist es nach zwei Wochen ohne jegliche Therapie beschwerdefrei. Dabei geht es nicht um Schuld – der/die BesitzerIn hat nicht unbedingt einen Fehler gemacht. Für mich ist die Erklärung, dass jeder mit jedem auf einer individuellen Ebene in Resonanz geht. Passen diese Ebenen nicht zueinander, dann gibt es Schwierigkeiten. Stereotype Behandlungen können zu keinem langanhaltenden, guten Ergebnis führen. Einer der wichtigsten Teile in meinen Ausbildungskursen ist es, den Therapeuten erfahren zu lassen, dass es nicht zwei Behandler gibt, die am selben Pferd trotz gleicher Ausbildung und zur gleichen Zeit dasselbe Untersuchungsergebnis bekommen – es also immer subjektiv ist. Zum großen Teil habe ich als Therapeut die Möglichkeit, in diese jeweils andere Ebene zu gehen und dort zu therapieren. Ein Schlüsselerlebnis hierzu war ein Pferd, das ich wegen starker Widersetzlichkeit behandelte. Ich taste dazu den Körper des Pferdes gemäß einem festgelegten Untersuchungsschema ab, fand die zugrunde liegende ursächliche Blockade heraus und behandle gemäß den Kriterien der AOE.*

Das Pferd stieg bei Unwillen, warf die Besitzerin auch ab und ließ sich am Kopf kaum anfassen. Nach drei Besuchen war alles in Ordnung, das Pferd war reitbar und Besitzerin und Pferd hatten Spaß miteinander. Nach ca. einem halben Jahr kam ich zur Therapie von anderen Pferden in den Stall und die Besitzerin ließ mich durch eine Bekannte bitten, doch auch ihr Pferd noch einmal anzusehen – es müsse wohl wieder Rückenschmerzen haben, da es wieder zu steigen begonnen hatte. Ich untersuchte das Pferd und fand keinerlei Blockade, sodass ich die Besitzerin kommen ließ, um mir das Problem nochmals persönlich zu schildern. Sie kam und das Pferd reagierte stark, als sie die Punkte Blase 13 bis 15 hinter dem Widerrist auf der rechten Seite drückte. Als ich dies wiederholte, zuckte es nicht. Daraufhin ‚schaltete' ich mich in die ‚Ebene der Besitzerin' und prompt reagierte das Pferd auf meinen Druck genauso wie bei ihr. Vielleicht hatte es ihr eine Information gegeben, die es mir vorenthielt. Ich weiß es nicht, und darauf kommt es auch gar nicht an. Nun konnte ich das Tier behandeln und das Steigen trat nicht wieder auf. Hätte die Besitzerin dieses Pferd in die Klinik gefahren, wäre so gut wie sicher nichts diagnostiziert worden. Sie wäre wahrscheinlich (wie leider so oft) mit dem Rat entlassen worden, dass das Pferd nichts hat und sie es nur mal richtig ‚rannehmen' soll ...“

Wenn Pferde Symptome tragen Eine Kette reißt immer am schwächsten Glied zuerst. Und das sind – 500 kg Lebendgewicht hin oder her – unsere Tiere und gleich danach unser Nachwuchs, denn sie sind von uns abhängig und werden durch das Resonanzprinzip zum Symptomträger. Die Ursachen liegen aber meist ganz woanders – sei es innerhalb der Familie oder im Umfeld. Pferde zeigen das für uns auf und halten uns auch hier wieder förmlich einen Spiegel hin, in den es lohnt, hineinzuschauen. Dazu noch einmal drei ganz unterschiedliche Beispiele: Anna Renata Schultz: *„Wenn ich bei mir Schmerzen spüre, sind es meist Schmerzen, die die Pferde für ihre Besitzer tragen. Das ist schön zu sehen, wenn ich die Besitzer bitte, eine Hand bei sich dorthin zu legen, wo es bei ihnen wehtut und die andere Hand auf die gleiche Stelle beim Pferd. Die Schmerzen verschwinden meist in wenigen Sekunden. Zu einfach, um wahr zu sein, möchte man meinen! Gestern Abend hatte ich eine sehr schöne Behandlung von einem Pferd, das ich schon seit vielen Jahren kenne. Als ich es untersuchte, stellte ich* *fest, dass es am Kopf ziemliche Probleme hatte. Der Wallach ließ sich ungerne anfassen und hielt den Kopf unnatürlich. Zuerst bekam ich im oberen Kiefer heftiges Stechen. Die Besitzerin sagte, der Zahnarzt wäre erst vor zwei Monaten da gewesen. Daraufhin fragte ich die Besitzerin, ob sie selbst Zahnprobleme hätte? Sie nickte. Ich bat sie, eine Hand auf den Kiefer des Pferdes zu legen und die andere Hand bei sich selbst auf den Kiefer. Der Schmerz ließ augenblicklich nach. Auf die gleiche Weise wurden noch ein paar andere Dinge gelöst: Als ich die Meridiane abstrich, zeigte der Wallach wieder heftige Probleme, erst am Kopf auf dem Blasenmeridian, da wollte er sich zuerst gar nicht behandeln lassen. Das nächste Problem zeigte sich beim Dickdarm, der energetisch nicht nur die Vorhand, sondern auch die Halswirbelsäule, Kopf und Kiefer bis zu den Nüstern versorgt. Als ich das der Besitzerin mitteilte, sagte sie mir, darauf habe sie nur gewartet, weil sie am Morgen beim Osteopathen war, der ihr sagte, sie hätte ebenfalls Probleme am Dickdarm! Bingo! Bei meiner nachfolgenden Behandlung schlief der Wallach stellenweise so tief ein, dass er uns fast umgekippt wäre. Ansonsten zuckte er häufig, so wie wir es kennen, wenn wir einschlafen. Die Probleme waren damit behoben. Ich finde es immer wieder schön, wenn ich so eine Spiegelbehandlung machen kann.*“

•

Anna Renata Schultz erinnert sich an einen zweiten Fall, der schon viele Jahre zurückliegt: „*Ich wurde zu einem Pferd gerufen, weil die Besitzerin heftige emotionale Probleme mit ihrem großen Pony hatte. Es war das Pferd ihres verstorbenen Exmannes, das sie nach seinem Tod übernommen hatte. Aber die beiden passten nicht zusammen und die Besitzerin war ganz verzweifelt. Wir machten eine kleine Familienaufstellung und ich stellte mich als Stellvertreter für den verstorbenen Exmann hin. Pony und Besitzerin standen mir gegenüber. Das Pony kam auf mich zu und ich weinte und sagte dem Pony, ich sei nun nicht mehr da und schämte mich regelrecht, dass ich es nun auf dieser Welt zurücklassen müsse. Mir tat es unendlich leid. Als wir so ein Weilchen direkt voreinander standen, ohne uns zu berühren, hörte ich auf zu weinen und sagte dem Pony: ‚Da ist doch meine Exfrau, die sich nun um dich kümmern möchte.' Daraufhin ging das Pony rückwärts und wandte sich seiner Besitzerin zu. Der Bann war gelöst. Das war sehr emotional. Die beiden hatten fortan eine viel bessere Beziehung und ich sagte ihr noch, sie solle sich aber auch nicht scheuen, das Pony vielleicht eines Tages zu verkaufen, wenn jemand käme, zu dem das Pony hin möchte. Das geschah dann ein Jahr später und das Pony ist sehr glücklich geworden."*

•

Shara Roshan berichtet: *„Ich wurde auf einen Bauernhof gerufen, der seit vielen Generationen in der Familie war. Es gab immer eine Pferdezucht dort, alles auf hohem Niveau, aber auf einmal waren die Tiere krank. Es wurde immer schlimmer. Sie waren ständig nervös, sehr unruhig und kaum zu bändigen, die Haut wund durch einen ständig wiederkehrender Pilzbefall. Nichts schien zu helfen, kein Mittel zu wirken. Schulmedizin, Alternativmedizin – alles ausgeschöpft. Ich ließ die Anlage und die Situation auf mich wirken, sprach mit den Besitzern, trat einen Schritt zurück und wir machten eine Aufstellung. Der Mann war mit seinen Aufgaben völlig überfordert. Er musste seinen Beruf aufgeben und den Hof vom Vater übernehmen. Zwar lebte und ernährte er sich sehr gesund, litt aber unter starken Depressionen. Pilzbefall, Schimmel und Wasserschäden sind für mich ein Zeichen von zu viel Shui (Wasser) und zu wenig Feng (Wind, Sauerstoff, Licht, Wärme). Anders ausgedrückt: Hier wurde offenbar etwas auf die lange Bank geschoben. Etwas verlangte nach unserer Aufmerksamkeit, wollte erledigt werden. Auch Depressionen können als Zustand mangelnder Aufmerksamkeit für etwas stehen. Also muss zunächst erkannt* *werden, was gesehen werden will. Durch den starken Leistungsdruck und die Erwartungen der Eltern ist der junge Mann zusammengebrochen. Er wollte und durfte keine Schwäche zeigen. Doch als er erkannte, dass nicht er die Schwäche war, sondern die Schwäche nur ein Gefühl ist und keine Tatsache; und als er das Gefühl der Depression nicht mehr versteckte oder bekämpfte, sondern auch das als Gefühl erkannte, erlebte und annahm bekam er neue Ideen für das Bewirtschaften des Hofes. Und siehe da, die Pferde reagierten wieder auf die Heilmittel. Dieser Mann hat sich von den Schuldgefühlen, von dem Druck befreit – und die Pferde wurden gesund – der Mann übrigens auch, bis heute! Wir brauchen eine völlig neue Sichtweise auf Krankheit, Gesundheit und derlei Zusammenhänge.*"

•

Wie es uns geht, was wir an Gefühlen mit hineinnehmen, wenn wir zum Pferd gehen, hat einen starken Einfluss auf das, was dann zwischen uns geschieht. Das Pferd macht was draus. Es spiegelt uns, es reagiert – durchaus bis ins Therapeutische, das haben wir immer wieder beleuchtet. Die Frage an dieser Stelle ist einmal mehr: Was machen wir daraus? Was tun, wenn wir vermuten, dass wir Anteil daran haben, wie es unserem Pferd geht? Dass es zum Symptomträger für unsere Baustelle wurde? Zermürbende Selbstzweifel, Vorwürfe, Schuldempfinden – das hilft weder uns noch dem Pferd weiter. Aktiv werden, Dinge anschauen und etwas verändern – das ist die Haltung, die unseren Pferden gut tut – und dabei vor allem ehrlich und authentisch sein. Also **innehalten und wertfrei wahrnehmen, was ist** – das ist ein guter Beginn. Shara Roshan: „*Und zwar immer wieder neu und neugierig, sonst bleibe ich Opfer und kann nicht helfen! Wenn ich mich nicht als Verursacher des Gefühls oder des Symptoms sehe, sondern als sein Befreiungsbeauftragter, dann habe ich die besten Voraussetzungen für die weitere Arbeit geschaffen.*"

Integration statt Trennung Schauen wir uns nochmal an, was wir allein durch Gedankenkraft im Stall bewirken könnten, erinnern wir uns an die Fälle, in denen Pferde etwas für uns übernommen hatten. Wir haben schon eine Menge erreicht. Der erste Schritt zur Veränderung ist immer die Erkenntnis. Shara Roshan: „*Wenn der Mensch erkennt, welche Gefühle er unterdrückt hat, können selbst Steine in ihrer molekularen Struktur verändert werden. Linksdrehend heißt etwas nicht wollen, verabscheuen, trennen, abspalten, nicht gut heißen. Darin sind wir als Menschen Meister: Die Unterscheidung zwischen Gut und Böse – das ist das Urprinzip der Linksdrehung. Wenn wir aber etwas, von dem wir glauben es ablehnen zu müssen, einfach nur beobachten und es zulassen – uns nicht damit identifizieren – wenn wir nur wahrnehmen, dass wir etwas wahrnehmen, dann öffnen sich neue Wege. Erst der Geist, das menschliche Bewusstsein, das auf Grund seiner Idealbilder alles ablehnt, schafft die Trennung. Wenn ich als Mensch ein Gefühl von Neid habe, sagt mein Bewusstsein ‚Ich darf nicht neidisch sein‘ – und schon schaffe ich Trennung. Dieses Gefühl bleibt wie in einer Membran im Bewusstsein und Körper verschlossen, desintegriert wie ein Tumor, der von Gen zu Gen immer weiter vererbt wird. Wenn ich aber das Urteilen außen vorlasse und nur das Gefühl wahrnehme – als Schmerz –, wenn ich mein Herz dafür öffne, wenn ich dieses Gefühl achte, Erbarmen oder Respekt dafür entwickle, dann wirkt das erstaunlicherweise oft unmittelbar auf die Räume und die Energie fließt wieder, wie sie soll.*“

Für den Fall, dass wir annehmen, ein körperliches Symptom beim Tier habe mit uns zu tun, rät Anna Renata Schultz konkret: „*Sich an das Pferd stellen, auf das Tier einlassen und abwarten, wahrnehmen, was passiert, während wir eine Hand auf das betroffene Organ oder Körperteil bei uns legen, und die andere auf dieselbe Region am Tier.*“ Oft genügt schon dieses wertfreie Wahrnehmen, um Bewegung in ein Geschehen zu bringen und Selbstheilung in Gang zu setzen.

Integration schaffen wir also schon da, wo wir uns aus der Vorstellung von „Täter“ und „Opfer“ befreien. Schuldgefühle unseren Pferden gegenüber helfen uns kein bisschen, im Gegenteil. Wenn wir ihnen mit Achtung und Respekt begegnen und ihnen ihre Würde zurückgeben, sind wir beide aus der Opferrolle befreit und nähern uns dem Ideal der bedingungslosen Liebe.

Wie groß diese Liebesfähigkeit ist, hat Shara Roshan in einer anderen Aufstellung erlebt: *„Es handelte sich um ein krankes Pferd und die Besitzerin wusste nicht weiter. Wollte das Tier leben, litt es. Wollte es sterben? Wäre das ein Fehler? Was war zu tun? In der Aufstellung strahlte die Stellvertreterin des Pferdes so etwas wie pure Liebe aus. Vollkommene Reinheit. Und sagte: ‚Ob ich lebendig bin oder tot, macht für mich keinen Unterschied in meinem Sein – ich liebe sie einfach.‘ Das hat mich sehr stark bewegt und berührt.“*

•

Vielleicht wird uns das Zuklappen des Mottenkistendeckels, das Loslassen unserer Rollen und Bewertungen allein schon dadurch leichter, dass wir mehr und mehr davon loskommen, das Zusammensein mit unserem Pferd künstlich einteilen und strukturieren zu wollen: In Vergnügen und Zusammensein auf der einen und in Training, Muskelaufbau, Gymnastizierung auf der anderen Seite. Ganz natürlich gehört beides zusammen und ergibt sich automatisch, oder? Auch das ist Integration. Dahin zu kommen, können wir von unseren Pferden lernen. Gehen wir es Schritt für Schritt an.

Klarheit im Denken wählen

Wenn ich lerne, meine Gedanken zu lenken, fällt es mir leichter, konkrete Ziele zu setzen und klare Entscheidungen zu treffen. Es geht darum, mich weniger ablenken zu lassen, zu verzetteln, abzudriften, den Faden zu verlieren, mit meinen

Gedanken Karussell zu fahren oder mich in Ängste und mögliche Katastrophenszenarien hineinzusteigern: Das passiert nur, wenn meine Gedanken das Steuer in die Hand nehmen und über mich bestimmen, statt umgekehrt. Ich kann eine Wahl treffen: Mich dafür entscheiden, Herrin meiner Gedanken zu sein und über sie zu bestimmen, statt mich von ihnen steuern zu lassen. Um dieses Ziel zu erreichen, brauche ich wie bei allen neu zu erlernenden Fähigkeiten etwas Training. Folgende Übung hilft, meinen Gedankenstrom in den Griff zu bekommen und mich auf eine Sache zu fokussieren.

Übung Nehmen Sie sich einmal am Tag ein paar Minuten Zeit dafür. Wann ist egal, abends im Bett ist völlig in Ordnung. Wichtiger ist, dass Sie regelmäßig üben.

Führen Sie sich zum Beispiel den Stall vor Augen, in dem Ihr Pferd wohnt. Gehen Sie vor Ihrem inneren Auge jedes Detail am Eingang zu seinem Zuhause durch und stellen Sie sich nacheinander jede Kleinigkeit bildhaft vor. Aus welchem Material ist die Stalltür beschaffen, wie ist sie verarbeitet, wie sieht das Namensschild Ihres Pferdes aus, was steht darauf, wie sieht die Türverriegelung aus, wie funktioniert sie? Bleiben Sie bei der Tür. Sie gehen nicht weiter. Es geht nur um den Eingang zum Stall.

Stellen Sie dieses kleine Thema ganz ins Zentrum Ihrer Aufmerksamkeit. Wenn Sie merken, dass Sie abschweifen, dass Sie weiter wollen, kehren Sie wieder zum ursprünglichen Gedanken zurück. Durch diese Übung wird Ihr Fokus angeregt und trainiert.

Üben Sie jeden Tag einige Minuten. Sie können über mehrere Tage einen Gedanken festhalten, Sie können die Übung aber auch fortführen, indem Sie – ausgehend vom ursprünglichen Gedanken – mit Ihrer Vorstellungskraft in die Stallung Ihres Pferdes hineingehen und sich das Innere vor Augen führen. Wie sehen Boden und Einstreu aus, wie Futtertrog und Tränke? Sie können diese Übung beliebig ausbauen und zum Beispiel mit der Visualisierung Ihres Pferdes weitermachen oder mit dem Weg zur Futterkammer oder zur Weide. Wichtig ist, dass Sie immer nur ein kleines Segment wählen, auf das Sie sich gedanklich beschränken. Im Zen-Buddhismus gibt es eine Meditationsübung, die sich ausschließlich mit der Flamme einer Kerze und ihrer Betrachtung beschäftigt.

•

Indem ich innerlich immer klarer werde, bei mir selbst ankomme, statt mich von meinem Ego und seinen Bedürfnissen beherrschen zu lassen, strahle ich das auch im Außen aus. Dann geschehen zwei Dinge: Mein Umfeld – Mensch wie Pferd – wird mit diesem neuen Aspekt in Resonanz gehen. Und auch mein Handeln wird sich meiner Persönlichkeit entsprechend verändern.

Ruhe ins Fühlen bringen Auch im schönsten Stall herrscht nicht immer eitel Sonnenschein. Dann ist es hilfreich, sich gut abgrenzen zu können und bei sich zu bleiben. Ich möchte mich nicht von den Äußerlichkeiten des Lebens aus dem Gleichgewicht bringen lassen. Ich möchte auch dann gelassen bleiben, wenn es im Stall mal Konflikte gibt.

Ich möchte Gelassenheit in mein Gefühlsleben integrieren, möchte die Fähigkeit erlangen, mich besser abzugrenzen und etwas gesunden Abstand zu meinen eigenen Gefühlen und Gedanken zu erlangen – mich nicht länger mit ihnen zu identifizieren. Ich b i n nicht mein Gefühl – ich h a b e ein Gefühl. Das ist ein himmelweiter Unterschied. **Indem ich das, was gerade ist, wertfrei betrachte, komme ich zum Gleichmut:** Zur Annahme dessen, was gerade ist, der gegenwärtige Augenblick nämlich. Ohne Bewertung. Oder wie

Shakespeare sagte: *„Nichts ist gut oder schlecht – das Denken macht es erst dazu.“*

Durch die folgende Übung lerne ich, nicht länger in Resonanz zu gehen und mich durch die Gefühlslage anderer „runterziehen“ zu lassen, sondern ganz klar bei mir zu bleiben. Und zwar unabhängig davon, was für Stimmungen auf mich einprallen. So kann ich mich immer noch wohlfühlen in meiner Haut und selbstfürsorglich schützen, auch wenn andere etwas auf mich projizieren oder ihre schlechte Laune an allem und jedem auslassen.

Übung Vielleicht sind Sie ein wenig spät dran, haben keine Zeit zu verlieren, freuen sich auf Ihr Pferd, fahren zum Stall, die Hunde laufen schon freudig auf Sie zu. Sie stürzen sich ins Getümmel, doch schon kommt die Stallbesitzerin auf Sie zu und macht ein Gesicht, als stünde der Weltuntergang direkt bevor. Sie werden mit der ersten Hiobsbotschaft konfrontiert, geraten in den Sog der Gefühle und werden von alledem mitgerissen, überflutet und womöglich überfordert.

Mit folgender Visualisierung können Sie entgegenwirken. Machen Sie die Übung am besten regelmäßig, wenn Sie am Stall ankommen. Hauptsache, Sie bleiben dran.

Das nächste Mal, wenn Sie mit Ihrem Auto zum Stall fahren, steigen Sie nicht direkt aus. Halten Sie erst einen Moment inne, sammeln Sie sich, stellen Sie sich vor, wie Sie innerlich ruhig und gelassen sind. Welches Bild hilft Ihnen dabei? Sehen Sie sich in einer Hängematte zwischen zwei Kokospalmen liegen? Auf einem einsamen Berggipfel stehen? Oder mit Ihrem Pferd den Sonnenuntergang genießen? Vielleicht gibt es sogar einen kleinen Gegenstand, der Sie in diesem tief empfundenen Gefühl von „Ich bin dann mal weg“ von der Hosentasche aus unterstützen kann. Ein Handschmeichler, eine Muschel – vielleicht auch ein Bergkristall, der Sie ab sofort an diesen Gleichmut und diese Ruhe erinnert. Und stellen Sie sich vor, dass Sie sich in einen Schutzmantel aus Licht hüllen.

Wenn Sie dann aus Ihrem Auto steigen, freuen Sie sich noch immer über die Begrüßung der Hunde und nehmen gelassen zur Kenntnis, was die Stallbesitzerin zu erzählen hat, denn nun beobachten Sie sich und Ihre entstehenden Gefühle. Indem Sie die Emotion mit Ihrem Bewusstsein wahrnehmen, schlagen die Wellen nicht länger über Ihnen zusammen und nehmen Ihnen die Luft – weil Sie ein bisschen Abstand wahren und sich nicht länger mit dem Gefühl auf eine Stufe stellen, sich mit Ihrem Ego identifizieren, wie es der Philosoph und spirituelle Lehrer Eckhart Tolle ausdrückt. Es ist ein kleiner, aber sehr feiner und entscheidender Unterschied zwischen: „Ich bin wütend" (ich identifiziere mich mit der Wut) und „Ich fühle Wut in mir" (ich beobachte das Gefühl wertfrei).[38] Sie werden im Laufe der Zeit spüren, wie Sie innerlich immer ruhiger werden. Ihr Pferd wird es Ihnen danken, wenn Sie ausgeglichen zu ihm kommen und den Ärger aus dem Büro hinter sich gelassen haben.

Erweitern Sie diese Übung allmählich auf den gesamten Tag. Und setzen Sie Ihren Hosentaschenfreund (den Bergkristall oder die Muschel) als Stoppschild ein, wenn Sie fürchten, von Gefühlen überrannt zu werden. Berühren Sie diesen kleinen Gegenstand, sagen Sie „Stopp" und kommen Sie zu sich. So können Sie nach und nach spürbar gelassener und klarer werden und immer mehr entschleunigen.

---

38 Zum Weiterlesen: Die Kraft des gegenwärtigen Augenblicks, warum unser Ego sich ständig identifizieren will und wie wir uns davon lösen, beschreibt Eckhart Tolle in Büchern wie „Jetzt. Die Kraft der Gegenwart"(Kamphausen), „Stille spricht" oder „Eine neue Erde" (Arkana Verlag).

Das Gute sehen und pflegen Natürlich wird es auch Rückschläge geben und Tage, an denen „nichts“ funktioniert. Sich mal die Decke über den Kopf ziehen ist erlaubt! Wir sind Menschen. Wir dürfen das. Nur: Halten wir unseren Fokus auf dem Guten. Denn das ist die Energie, die wir anziehen. Durch unser Bewusstsein, unser bewusstes Sein, verändern wir uns – und damit letztlich die Welt um uns herum.

Oder wie Linda Tellington-Jones sagt: „*Sicher verliere auch ich manchmal den Mut, aber ich erlaube es mir nicht, darin zu verharren. Ich habe die Einstellung, dass wir wählen können, ob wir das Glas halb voll oder halb leer sehen wollen. Wenn ich mutlos werde, lenke ich meine Aufmerksamkeit bewusst auf das, was positiv ist: Ich sehe die Menschen, die Dinge zum Besseren verändern, oder freue mich über Bücher wie dieses hier. Wohin auch immer ich meinen Blick richte, das sehe ich – das ist ein Gesetz des Universums. Es will nicht, dass wir traurig sind. Und noch etwas: Ich erinnere mich an die grenzenlosen Möglichkeiten der Veränderung. Das ist der Schlüssel. Es geht um die unerschöpflichen Möglichkeiten. Wenn jeder von uns, jede einzelne Person, beginnt zu würdigen und wertzuschätzen, welches Geschenk die Pferde für uns sind – und wenn wir ganz einfach in ihre Seele sehen, dann bewirken wir etwas! Jedes Lebewesen hat einen Grund, warum es in unser Leben tritt.*“

•

Wenn Sie mal nicht so richtig wissen, wie Sie es bei all den Gedanken in Ihrem Kopf schaffen sollen, tief einzutauchen, runterzufahren, wirklich bei Ihrem Pferd anzukommen, ohne etwas zu wollen – dann machen Sie es doch einmal ganz anders: Setzen Sie sich zu Ihrem Pferd und lesen Sie ihm zum Beispiel das folgende Gedicht von Linda Tellington-Jones vor:

Botschaft von der Seele der Pferde

Ihr seht nicht, was vor euren Augen liegt.
Es ist Zeit, dass ihr für uns sprecht.
Wir brauchen eure Stimmen.
Wir schöpfen Mut, da viele von euch
Sich unserer Bedürfnisse bewusst werden.
Wir sind untrennbar mit euch vereint.
Wir singen die Lieder der Sphären.
Wir geben euren Wesen Verbindung mit der Erde
Und schaffen durch uns für euch
Die Verbindung zu den Sternen.
Ihr staunt, warum ihr euch gut fühlt,
Wenn ihr uns berührt –
Und euch an uns lehnt.
Es ist, weil wir euch mit den Sternen verbinden.

Seht uns – wir opfern uns unter eurer Blindheit
Und geben niemals die Hoffnung auf,
Dass ihr erwachen werdet
Und wir erlöst sind von unserem Leiden.
Unsere Vorfahren hatten mehr Hoffnung.
Einige von euch sehen den Sonnenaufgang,
Wenn ihr uns reitet –
Sie fühlen die Bäume.
Aber wie viele von euch
Fühlen den Lichtstrahl,
Der zwischen uns fließt,
Wenn wir euch auf unseren Rücken tragen?
Unsere Beziehungen hauchen Leben
In eure entseelten Körper.

Seht uns noch einmal als Brüder.
Wir sind hier, um euch als Spiegel zu dienen,
Damit ihr – Menschheit –
Euren Weg zurück zu den Sternen finden könnt,
Zu jener Quelle, die uns alle nährt.
Unsere molekulare Struktur ist eins.
Erkenne deine Macht, Menschheit!
Wenn ihr uns als eins mit euch erkennt,
Dann werdet ihr um eure Stärke wissen.

Wir lieben euch alle.
Wir sind eins mit euch,
So wie ihr eins seid mit allen Wesen.
Wir sind ein Mittler
Für dieses Wissen um die Einheit.

Hört den Hahn krähen,
Die Menschheit muss wach werden.
Sie kann nicht länger schlafen.

•

Linda Tellington-Jones hat diese Sätze 1984 empfangen, nicht selbst verfasst, wie sie betont: „*Dieses Gedicht wurde mir geschenkt, von den Feen, den Bäumen, dem Ozean, dem Wind – wem auch immer, ich schrieb es nicht wirklich selbst. Und manchmal, wenn wir es lesen, passiert etwas mit uns, tief in unserem Inneren, das unsere Schwingungsfähigkeit beeinflusst.*

Als ich die ‚Botschaft von der Seele der Pferde' empfing, hatte ich Akupunkturnadeln in den sogenannten Himmelsfensterpunkten der TCM (Traditionelle Chinesische Medizin) und befand mich in einer spirituellen Rückführung in New Mexico. Als ich meine Augen schloss, sah ich ein wunderschönes, reinweißes Pferd mit großen schwarzen Augen. Es war direkt neben mir und im nächsten Moment verschmolzen wir miteinander. Das Auge des Pferdes wurde zu meinem Auge. Da entstand das Gedicht, es war auf einmal da. Zum Glück zeichneten wir die Sitzung auf. Diese magischen Dinge passieren nicht ständig und nicht jedem, aber es gibt für jeden diese Momente, die Fragen aufwerfen: Was macht das mit mir, wenn ich mich an mein Pferd lehne und die Bäume spüre? … Und vielleicht, wenn man es liest, trägt es zu einem Gewahrwerden bei – soweit das durch ein Buch möglich ist.“

Ehrlichkeit und Kongruenz Bleiben wir ehrlich mit uns und unseren Pferden. Wenn mir heute nicht nach reiten ist, weil ich im Büro noch wichtige Dinge zu erledigen habe oder mich nur aus Pflichtgefühl in den Stall schleppe, dann sollte ich mich nicht aufs Pferd quälen und Dinge fordern, die von Vornherein zum Scheitern verurteilt sind. Wie leicht übertrage ich dann meinen Stress, meine unterschwellige Zeitnot aufs Pferd? Mein vierbeiniger Weggefährte wird diese Stimmung ohnehin aufnehmen und entsprechend beantworten. So können wir uns wunderbar weiter hochschaukeln – oder gegenseitig helfen. Eine Alternative wäre: Einfach mal nichts wollen. Genießen. Auftanken. Miteinander sein. Es könnte viel öfter so viel leichter sein, wenn wir weiter an uns üben, die selbstgebauten Fallen rechtzeitig zu erkennen und zu umgehen.

Sibylle Wiemer: *„Das ist für mich die Weisheit der Pferde. Sie nehmen viel mehr Dinge zwischen Himmel und Erde wahr als wir Menschen. Sind viel authentischer und empathischer und tun niemals so als ob. Ehrliche, liebevolle Präsenz, das zeichnet Pferde für mich aus. Menschen handeln und denken gleich darauf: ‚Was soll der Nachbar denken.‘ Pferde handeln einfach, weil es grade so ist. Menschen machen sich sofort einen Kopf darüber.“*

Und noch etwas kann an dieser Stelle wichtig sein, findet Anna Renata Schultz: „*Wenn wir Menschen ein Pferd kaufen, ist es ja oft auch ‚Liebe auf den ersten Blick'. Mit der Zeit stellt sich aber manchmal heraus, dass man doch nicht zusammenpasst. Dann quält man sich miteinander ab, wobei das Pferd leider das kürzere Streichholz hat. Bei vielen Besitzern spielt auch die Eitelkeit eine große Rolle. Zuzugeben, dass man doch nicht das richtige Pferd gekauft hat, ist für viele so etwas wie einen Zacken aus der Krone brechen. Vor allem, wenn man vorher auch noch groß angegeben hat. Andere schämen sich dem Pferd gegenüber, weil sie meinen, sie verraten das Tier, wenn sie es weiterverkaufen. Wie dem auch sei, etwas ist schiefgelaufen. Wenn ich merke, dass Zwei nicht zusammenpassen, dann sage ich das, und auch dass wir dem Pferd damit die Chance geben, beim Nächsten glücklich zu werden. Menschen trennen sich und scheiden sich. So dürfen wir auch dem Pferd die Chance geben, sein Glück zu finden. Und darauf sollten wir natürlich auch wirklich achten, wenn wir es verkaufen, dass das Pferd in eine gute Umgebung kommt.*"

•

Kongruenz meint, dass wir uns wieder darauf besinnen, stimmig zu sein, in dem was wir denken, fühlen und tun. Wic wir handeln, das sollte übereinstimmen mit unserer inneren Wirklichkeit. Pferde sind sehr empfindsam für die Widersprüche in uns. Zwischen dem, was wir denken, was wir sagen, was wir tun – wie wir sind und wie wir uns fühlen.

Der Tierfilmer Marc Lubetzki verbringt etwa die Hälfte des Jahres beobachtend bei Wildpferden. Er meint: „*Bei Pferden finden wir genauso wie bei uns Menschen fünf verschiedene Charaktere. Während wir Menschen uns sehr stark von unserem Umfeld beeinflussen lassen und uns häufig so verhalten, wie andere es von uns erwarten, leben wilde Pferde ihrem Charakter entsprechend. Sie verstellen sich nicht und finden sich daher zu homogenen Gruppen zusammen. Eine Herde braucht die verschiedenen Charaktere, um überleben zu können. Menschen dagegen denken häufig, dass es bessere und schlechtere Eigenschaften gibt, anstatt zu akzeptieren, dass jeder Charakterzug seine Vorteile hat.*

Pferde sind das Symbol für Freiheit. Wir Menschen fühlen uns oft durch die Pflichten des Alltags gefangen und freuen uns, wenn Pferde uns das Gefühl von Freiheit, Verständnis und Vertrauen zurückgeben. Zwar hat auch jedes einzelne Tier innerhalb seiner Herde eine bestimmte Aufgabe, aber gemeinsam leben sie ein Leben, das absolut ihrem Wesen entspricht. Wilde Pferde brauchen uns Menschen daher nicht, um glücklich zu sein. Leben Pferde allerdings in unserer Obhut, brauchen sie uns, damit wir ihnen geben, was ihnen zuvor genommen wurde. Neben einer intakten Herde, einem natürlichen Habitat ist das auch eine Lebensaufgabe. Schaffen wir Menschen es, unseren Hauspferden diese Bausteine des Lebens zurückzugeben bzw. zu ersetzen, fühlen wir uns besser und die Pferde bedanken sich paradoxerweise mit Aufmerksamkeit, welche wir als Liebe wahrnehmen. Wilde Pferde sind viel liebevoller und sozialer, als es bisher bekannt ist. Leider verbinden viele wilde Pferde mit galoppierenden Herden oder kämpfenden Hengsten. In Gebieten, in denen wilde Pferde bisher wenig Kontakt zu Menschen hatten, leben sie in komplexen sozialen Strukturen, die nicht nur innerhalb einer Herde bestehen, sondern auch zu anderen Herden aufgebaut werden.

Haben wir Probleme im Umgang oder der Kommunikation mit Pferden, dürfen wir nicht versuchen, das Pferd zu ändern, sondern müssen an unserer eigenen Persönlichkeit arbeiten. Mit den Augen sehen wir das Sichtbare. Mit dem Herzen erkennen wir die Wahrheit.“

Die Persönlichkeitsentwicklung des Pferdes

Genau wie wir Menschen ist auch jedes Pferd einzigartig. Seine Persönlichkeit will gefördert und gefordert sein, wenn wir ihm wirklich gerecht werden wollen. In seiner Interaktion mit uns, als „Haus-Pferd", sind ganz andere Eigenschaften und Merkmale gefragt als in freier Wildbahn.

Die Einzigartigkeit entdecken Natürlich kennen Sie Ihr Pferd und seinen Charakter. Die folgende Übung kann Ihnen helfen, die Wahrnehmung für Ihr Pferd einmal auf andere Weise zu schulen.

Kleine Gedankenreise Nehmen Sie sich einen Moment lang Zeit, halten Sie inne und betrachten Sie Ihr Pferd vor Ihrem inneren Auge. Was ist es für Sie? Und wer? Wer bleibt übrig, wenn Sie die Aufgaben und Rollen wegdenken, die es für Sie erfüllt?

•

Nehmen Sie Papier und beschreiben Sie kurz Ihr Pferd. Wie sieht es aus, welche Eigenschaften hat es? Ist es neugierig, schüchtern, frech, ranghoch, rangniedrig, verfressen, verspielt? Notieren Sie alles, was Ihnen einfällt. Und bitten Sie gleichzeitig, eine Freundin, die Ihr Pferd kennt, das Gleiche zu tun.

Danach tauschen Sie sich über Ihre Einschätzungen aus.

Vielleicht stimmen Sie in allen Punkten überein. Vielleicht aber auch nicht. Dann wird es spannend. Denn jetzt können Sie überprüfen, ob Sie eine wertfreie Wahrnehmung hatten. Für Ihren Hinterkopf: Die emotionsgeladenen Aspekte haben vermutlich mit Ihnen zu tun. Das sind wieder einmal Spiegelungen, Projektionen Ihrer eigenen Baustellen. Schätzen Sie Ihr Pferd nicht dafür, was es ist –, sondern dafür, wer es ist. Für seine Persönlichkeit. Seine Einzigartigkeit. Sein Wesen. Seine Seele. Sein Herz. Seine Würde.

•

Vielseitigkeits-Olympiasiegerin Ingrid Klimke sieht ihre Pferde als Partner und legt großen Wert darauf, sie ihrer Persönlichkeit entsprechend auszubilden:

„Die Persönlichkeit eines Pferdes in seinen Möglichkeiten gezielt zu fördern bedeutet, sein Wesen zu erfassen, zu begreifen und zu schätzen. Und zwar so, wie dieses Wesen ist – mit seinen Stärken wie auch den Schwächen. Ich darf die Persönlichkeit als solche in keinem Falle unterdrücken. Auch diese Botschaft hat mir mein Vater mitgegeben. Ich muss mich vollkommen auf das Pferd einstellen, hineinhorchen und ganz offen sein für das, was da kommt.

Bei einem schüchternen Pferd kann es schon mal eine Weile dauern, bis es sich traut, sich zu öffnen. Da muss ich mich in Geduld üben und darf keinen Druck ausüben durch zu hohe Erwartungen. Ich muss herausfinden, was ihm Freude bereitet und bei welchen Beschäftigungen und Aufgaben es sich entspannen kann, dann habe ich schon viel gewonnen. Bei einem selbstbewussten Pferd dagegen besteht die Herausforderung darin, seine meist große Motivation zu erhalten und zu fördern und gleichermaßen auf einen gewissen Grundgehorsam zu bestehen, den dieser Pferdetyp manchmal für nicht so wichtig erachtet. Ein gutes Beispiel ist meine Stute Escada. Sie hat einen großen Ehrgeiz und viel Mut und Selbstbewusstsein, aber auch gleichzeitig den Drang, gerade in der Dressur, zu selbstständig zu sein. Da sie meist schon weiß, welche Lektion auf welche folgt, bräuchte sie mich als Hilfengeberin eigentlich gar nicht und würde am liebsten die Lektionen selbstständig ausführen. Es hat eine ganze Zeit gedauert, bis sie gelernt hatte, auf meine Hilfen zu warten – wir arbeiten mit Geduld und Spucke weiterhin daran.

Die Gratwanderung besteht darin, dass ich eine Selbstständigkeit bei meinen Pferden kultivieren und ihren Willen zur Leistung nicht unterdrücken möchte, ich dabei aber nicht nur der ‚Beifahrer' sein kann. Sie müssen mit ihrer Aufmerksamkeit ganz bei mir sein, sodass wir gemeinsam im selben Moment das Gleiche wollen.

Bei uns werden alle Pferde mit Wertschätzung und der gleichen Fürsorge behandelt. Jeder von uns kümmert sich sorgfältig um die ihm anvertrauten Pferde. Besondere Zuwendung bekommen diejenigen, bei denen wir das Gefühl haben, dass sie gerade ein wenig mehr Aufmerksamkeit benötigen. Wir achten darauf, die Pferde im Stall nebeneinander zu stellen, die sich mögen. So ist gewährleistet, dass sie sich in ihrer Box wohlfühlen und dort entspannen können. Auch bei der Aufteilung der Pferde im Team berücksichtigen wir, welcher Reiter mit welchem Pferd besonders gut klarkommt. So hat jedes Pferd eine feste Bezugsperson. Manchmal tauschen wir auch die Pferde untereinander, wenn es zum Beispiel eine Phase gibt, in der Pferd und Reiter nicht harmonieren.

Die Pferde wollen ihre Aufgaben ja stets gut und richtig lösen. Wenn sie etwas gut gemacht haben und dafür ein Lob bekommen, dann stärkt das ihr Selbstbewusstsein und ihre individuelle Persönlichkeit. Werden sie jedoch ungerecht bestraft oder verstehen die Strafe nicht, ziehen sie sich auf Dauer zurück und bauen Persönlichkeit ab. Sie entwickeln kein wahres Vertrauen zu ihrem Reiter."

Werde ich meinem Pferd in seinem Wesen gerecht? Nachdem sie die Eigenschaften Ihres Pferdes herausgearbeitet haben, können Sie sich im nächsten Schritt ehrlich die Frage stellen, ob Sie mit Ihrem Pferd so umgehen, wie es seiner Persönlichkeit entspricht oder ob Sie in Ihrer Einstellung, Ihrem Verhalten oder Umgang etwas ändern sollten. Gilt es Selbstvertrauen bei einem schüchternen oder ängstlichen Pferd aufzubauen? Braucht es viel Lob, um es zu bestätigen und in aller Ruhe an Aufgaben herangeführt zu werden? Sicherheit geben steht dann an oberster Stelle. Oder will mein eher freches und ranghohes Pferd souverän und klar geleitet sein? Muss ich mal wieder liebevoll, aber bestimmt eine Grenze setzen? Mein Pferd will von mir gesehen werden und in seinem ganzen Wesen erfasst werden. Damit ich sein Verhalten verstehe und gut darauf reagieren kann. Pferde wollen in der Regel alles richtig machen – wenn sie verstanden haben, was wir von ihnen wollen. Und wenn sie körperlich und seelisch dazu in der Lage sind.

Die richtige Aufgabe für mein Pferd Pferde haben heute ganz andere Aufgaben als noch vor ein paar Jahrzehnten. Damit meine ich nicht einmal die klassischen Arbeitspferde in der Forst- und Landwirtschaft. Selbst in dem kleinen Segment der Freizeitreiter verschiebt sich der Fokus immer mehr weg vom vierbeinigen Sportgerät hin zum … ja, wozu eigentlich? Zum Coach? Zum Persönlichkeitstrainer? Zum Freund auf vier Hufen?

All das sind letztlich aber auch wieder Rollen, die ein Pferd für uns besetzen, spielen, erfüllen soll. Und sie alle werfen uns darauf zurück, dass ein Reiter ohne Pferd einfach nur ein Mensch ist. Ein Pferd ohne Reiter aber – bleibt ein Pferd.

Die meisten Pferde bekommen von uns Menschen einen Job zugewiesen, sei es als Reitpferd oder als Weidepartner. Aber vergewissern wir uns auch sorgfältig genug, dass das Pferd sich in seiner Rolle wohlfühlt und sie ausfüllen kann? Nicht jedes Pferd möchte Dressurpferd sein, manche Pferde langweilen sich, wenn sie nur auf der Weide stehen. Finden Sie heraus, welche Aufgabe Ihr Pferd gerne mit Ihnen erfüllen möchte. Und klären Sie vorher ab, ob es auch körperlich und seelisch dafür geeignet ist.

Sibylle Wiemer: „*Es gibt keine falschen Pferde. Jeder Pferdetyp, jedes Pferdeverhalten hat seine Berechtigung, daran muss ich mich mit Authentizität, mit Fachwissen, durch meine Körpersprache und mein Einfühlungsvermögen anpassen. Ich glaube, dass Pferde nicht ohne Grund im Leben eines Menschen sind. In JEDEM Pferd steckt ein Therapeut, ein Heiler – da ist immer was Heilendes. Sie sind in unserem Leben, um uns etwas auf den Weg mitzugeben, uns zu begleiten. Darum müssen wir jedes Pferd mit Respekt und absoluter Wertschätzung behandeln. Das beginnt bei Paragraf eins des Tierschutzgesetzes. Wir dürfen die Pferde in unserem Leben nicht dazu degradieren, für uns Menschen ein Statussymbol zu sein.*

Es gibt so viele Studien und Forschung: Wir müssen uns immer wieder schlau machen. Man kann doch nicht sagen: ‚Ich besitze ein Pferd, aber ich weiß nichts darüber.‘ Grundwissen! Führerschein für Pferdebesitzer! Das wären meine Wünsche für ein positives Utopia. Dazu gehört auch: Bevor Du Dir eins anschaffst, spare erstmal ein bisschen!“ Eine Herausforderung? Ja klar. Aber machbar! Es heißt, die Reflektion über das eigene Tun sei das, was uns Menschen abhebt von anderen Mitgeschöpfen. Also, nutzen wir diese Gabe!

Gehen Sie fair mit den Begabungen und Fähigkeiten Ihres Pferdes um, akzeptieren Sie seine Grenzen, oder dass es einfach mal einen schlechten Tag hat, auch wenn Sie eigentlich einen anderen Plan hatten. Wenn Ihr Pferd kein Springpferd sein will oder ihm einfach die Begabung dazu fehlt, dann wird es für Sie beide keine Freude sein und kann mitunter sogar gefährlich werden.

Wenn Sie allerdings eine gemeinsame Aufgabe gefunden haben, die Ihnen und Ihrem Pferd Freude bereitet, dann haben Sie einen motivierten Freizeitpartner, der gerne dazulernt.

Übung Eine hilfreiche Übung, die gemeinsame Aufgabe zu finden, ist die sogenannte Positivitätsübung. Schreiben Sie auf ein Blatt Papier alle Fähigkeiten, Talente, Begabungen Ihres Pferdes auf und die Dinge, bei denen es richtig motiviert bei der Sache ist. Braucht Ihr kleiner Ausbrecherkönig weniger als drei Minuten, um die Stalltür aufzuhebeln oder seinen Strick loszuknoten? Dann machen ihm sehr wahrscheinlich Zirkustricks und Kunststücke Freude und schenken ihm auch Abwechslung, wenn er mal krankheitsbedingt an den Stall gefesselt sein sollte. Nutzen Sie die Fähigkeiten Ihres Stars, geben Sie ihm neue Denkaufgaben oder leben Sie seinen Bewegungsdrang beim Ausreiten aus, fördern Sie seine Geschicklichkeit durch Stangenlabyrinthe – lassen Sie sich was einfallen!

•

Und machen Sie sich Gedanken, warum gerade Ihr Pferd mit seinen ihm typischen Verhaltensweisen in Ihr Leben getreten ist. Was können Sie von ihm lernen? Welche Eigenschaften schulen?

Linda Tellington-Jones: „*Wenn wir zuhören, lehren uns Pferde, Geduld und klare Grenzen zu setzen. Denn wenn wir das nicht tun, können wir nicht mit ihnen zusammen tanzen. Wir brauchen dafür bestimmte Vereinbarungen. Wenn wir lernen, Vereinbarungen zu treffen, die von Herzen kommen, mit einem Lächeln und einer tiefen Zuneigung, dann wird eine ganz besonders tiefe Verbindung und harmonische Kommunikation möglich. Wir dürfen nicht glauben, wir müssten Pferde dominieren oder bestrafen. Der Ansatz, dass Pferde nicht intelligent sind und nur durch Dominanz lernen, ist längst über-*

holt und einfach unwahr. Es geht darum, gemeinsame Wege zu finden. Ich möchte Menschen dabei helfen, zu einer gefahrlosen Verbindung und Kommunikation mit ihrem Pferd zu finden. Damit sie mit Pferden auf eine tiefere, spirituelle Art zusammen sein können – und damit meine ich, über das hinaus zu gelangen, was wir mit den Augen sehen. Das ist ein Geschenk, das Pferde uns geben können! Es ist so leicht, das Pferd verantwortlich zu machen, statt als Mensch die Verantwortung zu übernehmen. Mein Ziel im Leben ist es, ein einfaches Konzept für jedermann zu verbreiten. Es gilt, dem Pferd mit Klarheit, Güte und Verständnis zu zeigen, was wir wollen, statt es dafür zu bestrafen, wenn es etwas tut, was wir nicht wollen. Das ist unangemessen und unbefriedigend. Wenn wir lernen, mit Pferden auf diese Weise zu arbeiten, wird das unser Leben verändern. Also lerne, Deine Emotion zu verändern. Lerne zu atmen und zu lächeln. Kratz Dich am Kopf und tritt einen Schritt zurück, falls Du die Geduld verlierst. Atme tief durch und suche nach anderen Möglichkeiten, wie Du mit Deinem Pferd gefahrlos zusammen und erfolgreich sein kannst. Das zu lehren ist mir wirklich wichtig.“

Übung Wenn Sie das nächste Mal Ihr Pferd besuchen: Bevor Sie irgend etwas von ihm wollen, kommen Sie an. Atmen Sie tief durch. Lassen Sie den Alltag von sich abfallen. Nehmen Sie sich ein paar Minuten, in denen Sie nur wahrnehmen. Setzen Sie sich hin, tun Sie nichts außer schauen. Erfassen Sie Ihr Pferd nur mit den Augen, den Ohren, der Nase, dem Herzen. Erst dann, nach einer ganzen Weile, stehen Sie auf und berühren Ihr Pferd. Zeigen Sie ihm Ihre **Wertschätzung**, indem Sie es streicheln und massieren. Lassen Sie sich von Ihrer Intuition leiten und von der Rückmeldung, die Ihnen Ihr Pferd ganz direkt gibt. Im Internet finden Sie Anleitungen zum energetischen Putzen oder wie Sie Ihr Pferd mit beiden Händen in

Energieflussrichtung, im Sinne einer Akupunktmassage nach Penzel, abstreichen können, durch Massagetechniken und Touches nach Linda Tellington-Jones oder Schwingungsübungen von Anna Renata Schultz, um nur einige Möglichkeiten zu nennen.

•

Auch gegenseitiges Führtraining und gecoachte Freiarbeit sind wunderbar geeignet, um sich zu reflektieren und ganzheitlich anzunähern – sie schulen unsere Präsenz. *„Nur dann, wenn wir unserem Pferd zuhören, nur dann, wenn wir unsere Ziele durch Fühlen anstatt mit Zwang zu erreichen versuchen, entdecken wir einen Teil des Geheimnisses.“* Dieser Satz stammt übrigens aus dem 13. Jahrhundert, von dem Thüringer Philosophen Dietrich Hopfgarten.

Spiegelübung Eine der Lieblingsübungen von Jenny Wild und Peer Claßen ist die folgende Spiegelübung. Sie dient dazu, die Verbindung zu unserem Pferd zu stärken, es besser zu spüren und zu verstehen. Außerdem gibt sie uns die Möglichkeit, bei und mit unserem Pferd zu sein, ohne etwas von ihm zu wollen.

„Wir haben diese Art der Spiegelübung zum ersten Mal bei dem neuseeländischen Horsemanship-Trainer Ian Benson kennengelernt. Das hat uns so begeistert, dass wir uns weiter sehr intensiv mit der Thematik beschäftigt und sie in den Großteil unserer Arbeit mit Pferden integriert haben, sei es bei unseren Kursen oder wenn wir selbst etwas mit Pferden machen.

Beim Spiegeln macht der Mensch alles das, was sein Pferd gerade macht, jedoch nicht nur rein motorisch, sondern vor allem emphatisch. Der Mensch soll also nicht einfach nur die Bewegungen des Pferdes imitieren, sondern vielmehr seinen Gemütszustand erfühlen und erfahren, aber – und hier liegt die große Schwierigkeit – ohne diesen zu beeinflussen und ohne ihn zu seinem eigenen zu machen. Es würde dem Pferd nicht helfen, wenn sein Mensch ebenfalls Angst bekäme. Aber es hilft dem Pferd, wenn der Mensch weiß, wie sich diese Angst anfühlt und trotzdem emotional ruhig dabei bleibt.

Stellen Sie sich in Höhe der Sattellage neben Ihr Pferd und legen Sie die innere Hand auf den Widerrist. Hierdurch können Sie Ihre Position leichter beibehalten. Das Seil tragen Sie locker in der anderen Hand. Das Pferd sollte weder aufs Seil treten, noch durch dieses beeinflusst werden. An einem geeigneten Ort können Sie die Übung ruhig mit einem freien Pferd umsetzen, selbstverständlich auch mal im Stall, auf dem Paddock oder auf der Wiese. Ihre Beine spiegeln die Bewegungen der Vorderbeine, Ihr Kopf und Ihr Oberkörper spiegeln den Kopf und den Hals des Pferdes. Achten Sie auf jede kleine Bewegung Ihres ‚Spiegels': Bewegen sich die Ohren des Pferdes? Wo hört das Pferd gerade hin? Wenn das Pferd nach hinten horcht, dann machen Sie das auch. Wenn es eher zur Seite hört, lauschen Sie ebenfalls dorthin. Sie werden staunen, welche Geräusche Sie auf einmal wahrnehmen, wenn Sie sich mit Ihrem Pferd verbinden. Kann Ihr Pferd zwinkern, oder sind die Augen eher aufgerissen und starr? Versuchen Sie genauso zu gucken. Fühlen Sie sich in Ihr Pferd hinein. Wann ist das Pferd eher nach außen orientiert, wann flüchtet es eher nach innen? Wie verhält sich das Pferd, wenn es wieder anfängt zu zwinkern? Was passiert dabei mit dem Rest des Pferdekörpers? Was macht das Maul? Sind die Lippen eher zusammengepresst oder kann das Pferd schlekken? Sind die Nüstern hochgezogen, weit aufgerissen oder entspannt? Wie hört sich die Atmung des Pferdes an, und wie fühlt es sich für Sie an, wenn Sie genauso atmen? Wo befindet sich der Kopf Ihres Pferdes? Ist die Position angenehm? Wann tritt die Veränderung ein und wie fühlt sie sich an? Was macht der Schweif? Was machen die Beine? Versuchen Sie wirklich all das nachzumachen. (Auch wenn es anstrengend ist.)

Auf einmal werden Sie Tausende von kleinen Dingen erfühlen und wahrnehmen, schon allein, wenn Ihr Pferd einfach nur neben Ihnen steht. Spannend wird es natürlich dann, wenn es sich irgendwann in Bewegung setzt. Versuchen Sie im Gleichschritt mit Ihrem Pferd zu gehen. Hierdurch schaffen Sie automatisch Harmonie. Achten Sie aber auch weiterhin auf alles zuvor Beschriebene, und spiegeln Sie dies auch in der Bewegung. Wenn Ihr Pferd beginnt sich für etwas zu interessieren, dann interessieren Sie sich auch dafür. Sie werden bald merken, welch wichtiges Sinnesorgan die Nase ist, und was es alles damit untersucht und aufnimmt. Wir können Ihnen nur raten, Ihr Pferd möglichst alles untersuchen zu lassen, das verhindert schon viele Probleme im Vorfeld, weil es potenzielle Gefahren abhaken kann. Aber auch unbefriedigte Neugierde kann konzentriertes Arbeiten verhindern. Hier hilft es ebenso, das Pferd riechen und schauen zu lassen.

Die Spiegelübung eignet sich auch hervorragend für das Reiten. Sie wird Ihnen auf einfache Art und Weise dabei helfen, mit viel mehr Gefühl und Gleichklang zu reiten und in schwierigen Situationen herauszufinden, was Ihr Pferd gerade negativ beeinflusst.

Für das Pferd ist das Spiegeln eine wundervolle Übung, weil der Mensch zwar ganz nah bei ihm ist, jedoch ohne ihm ständig vorzuschreiben, was es machen soll. Der sonst eher fordernde Mensch interessiert sich auf einmal für die selben Dinge, sieht und hört das Gleiche, macht genauso gerne Pause, entspannt sich oder erkundet einfach zusammen mit dem Pferd spontan und neugierig die Umgebung. Das Zusammensein ist automatisch harmonisch, weil beide Partner im Gleichklang sind.

Viele Pferde warten häufig erst einmal ab und machen gar nichts, weil sie es gewohnt sind, dass Menschen immer etwas von ihnen wollen. Man merkt aber sehr schnell, wie sie sich entspannen und aus sich herauskommen können, wenn man sie in Ruhe lässt. Ganz oft schauen sie erst einmal verwundert und interessiert, was ihr Mensch gerade macht, bevor sie vielleicht loslaufen und einfach tun, was ihnen gerade wichtig ist.

Wenn Sie sich auf die Spiegelübung wirklich einlassen und diese zu Ihrer zweiten Natur machen, werden Sie viel früher und viel mehr feine Bewegungen und Veränderungen im Gemütszustand Ihres Pferdes feststellen. Sehr schnell wird auf dieser Grundlage das Spiegeln auch in die andere Richtung funktionieren. Die Verbindung wächst also gewissermaßen von beiden Seiten aus. Sie können dann bald feinere Fragen stellen, bekommen bessere Antworten, haben die volle Aufmerksamkeit Ihres Pferdes – und all das nur, weil es sich besser von Ihnen verstanden fühlt. Ist das ist nicht ein wundervolles Ziel für Ihre Pferd-Mensch-Beziehung?"

Vorbilder

Während meiner Recherchen für dieses Buch habe ich in einem Internet-Netzwerk User mit Pferdebezug gefragt, wer für sie Vorbilder sind, was für Idole sie haben, wenn es um „Pferdemenschen" geht. Es begann ein regelrechtes Namedropping, jede Menge prominente und weniger bekannte Menschen wurden genannt – letztlich aus allen Reitweisen, auch ein Tierfilmer war dabei, aber überwiegend Namen aus dem Sport. Es wurde unterschieden zwischen Vorbildern für die Reitweise, für Handarbeit und andere Impulse. Meine kleine Umfrage machte mich nachdenklich. Warum? Vermutlich, weil es in sehr vielen Antworten letztlich um Techniken und Methoden ging. Um Gebrauchsanweisungen vor allem fürs „bessere" Reiten. Für mich schwang da der schale Beigeschmack eines unterschwelligen „schneller-höher-weiter" mit. Ein Wettstreit der „Schulen". Geht es uns immer noch vorwiegend ums „Benutzen" des Pferdes, um damit einen wie auch immer gearteten Ehrgeiz zu befriedigen? Was wollen wir wirklich vom Pferd?

•

Wir suchen Lehrer, Ausbilder, Gurus. Viele Pferdemenschen waren genannt worden, denen es wirklich ein Anliegen ist, pferdegerecht zu agieren und das Wesen dieses Tieres in der Ausbildung zu berücksichtigen. Es wurde verglichen zwischen „guten" und „schlechten" Turnierreitern.

Aber mich interessierte etwas anderes. Nämlich die ganz frühen Impulse, die uns zum Pferd gebracht haben – zu wem wir aufgeschaut, wem wir nachgeeifert haben als Kind. Also habe ich noch einmal präziser nachgehakt, und dann kamen diese Antworten: Winnetou; der Hollywoodfilm „Der elektrische Reiter" mit Robert Redford; der Onkel, der Pferde im Stall hatte; die eigene Reitlehrerin; die reitende Mama, „weil sie eine ganz tolle und feinfühlige Reiterin war".

Plötzlich fiel dieser Satz: „*Ich bin viel zu lange einfach nur geritten, ohne mich tief und ehrlich fürs Pferd zu interessieren, im Sinne von: Wie wichtig ist es, wie denkt es, wie fühlt es, wie lernt es, wo und wie muss ich mich im Sinne des Pferdes verbessern – viel, viel zu spät bin ich auf den richtigen Weg gekommen und noch immer stehe ich ganz, ganz vorn mit einem Gefühl von es geht nicht voran, weil ich so schwierig bin im Lernen und Ändern. Nuno Oliveira hat mir reiterlich gut gefallen wegen der Leichtigkeit, ansonsten liebe ich die freie Arbeit mit dem Pferd, dieses Zusammenspiel aus Spaß und Freiheit. Deshalb Pignon.*"

Jemand anderes schrieb: „*Wenn ich darüber nachdenke, dann waren meine Idole die Menschen, die mich in der Reiterei weitergebracht haben, die Momente der Entwicklung, wobei ich heute eine andere Denke darüber habe als früher. Ein ‚Vorbild' bzw. ‚Idol' führt von ei-*

nem selbst weg, dieses sieht man immer noch in der Reitausbildung. Wo bleiben das Fühlen, Reinspüren und das Lebewesen Pferd?"

•

Genau das ist es, was auch mich immer wieder bewegt. Ich ernte zunächst Verwunderung, wenn ich Klienten zurückfrage, was *sie selbst* denn für ein Gefühl haben, wenn sie ihr Pferd anschauen: Ist es glücklich? Einsam? Unterbeschäftigt? Überfordert? Ängstlich? Krank? Oder ganz schlicht: Fühlt es sich wohl? Und dann erstaunte Freude, dass sich jemand dafür interessiert: Fürs Bauchgefühl des Menschen, der sein Tier doch so gut kennt wie niemand sonst.

Ist es nicht fantastisch, dass wir endlich so weit sind, uns mit diesen Fragen zu beschäftigen? Wir suchen Antworten. Im Außen. In uns. Wir wollen in bewusstem Sein ehrlich umsetzen, was in unserer Macht steht und dem Pferd wirklich dienlich ist. Wir holen Hilfe, wo wir nicht weiterkommen. Wir nehmen die Dinge selbst in die Hand, übernehmen Verantwortung für das, was wir ganz alleine können: fühlen. Spüren, was mit meinem Gegenüber los ist, was es braucht. Dazu gehört Wissen. Lernen. Quellen gibt es viele. Ich muss sie nur nutzen. Dann: Erfahrungen sammeln, eigene Schlussfolgerungen ziehen. Und wieder und wieder: Mich selbst hinterfragen. Bin ich noch auf dem richtigen Weg? Und was ist denn der richtige Weg, wenn es einen solchen überhaupt gibt? Nun, immer und immer wieder der, der mich und mein Pferd stärkt, der uns beiden gut tut. Als Team. In Harmonie. Denn das ist die ursprüngliche Bedeutung des Begriffs: Die Einheit der Gegensätze, die Vereinigung vom Erdwesen Mensch und dem Luftwesen Pferd zu etwas Ganzem.

Ulrike Dietmann: „*Unsere Chance und Aufgabe als Mensch liegt darin zu verstehen, dass wir etwas Göttliches in unser Leben geholt haben, und dass wir unsere Pferde mit Achtung und Respekt behandeln und offen sind für ihre Geschenke. Dann können sie uns sehr glücklich machen und wir sie. Das Reiten und das Zusammensein mit Pferden ist ein spiritueller Weg. Wenn wir das erkennen, verstehen wir vieles. Für uns Menschen geht es darum, die Natur in uns wieder zu entdecken, denn davon haben wir uns weit entfernt. Liebe ist die Natur aller Wesen und Wunder sind möglich. Mein Rat: Suche dir einen guten Lehrer!"*

Es ist eine spirituelle Reise. Die Reise zum Pferd ist letztlich und immer wieder eine zu uns selbst.

Meine Pferdefreundin Brigitte schrieb mir: *„Dadurch, dass Du mir all diese Fragen stellst, wird mir bewusst, warum mein Herz für Pferde höher schlägt. Sie sind meine Seelenpartner geworden, bringen mich zurück zu mir, ins Hier und Jetzt. Ich brauche kein Fitnessstudio. Die Bewegung mit ihnen und auf ihnen hält mich fit. Sie haben mich dazu inspiriert, aufs Land zu ziehen, weil ich sie am Haus bei mir haben wollte. Heute z. B. war ich mit ihnen spazieren, habe sie fressen lassen. Ihre Lust am Leben gespürt, den Nebel genossen, der aus dem Wald aufstieg. Die Ruhe eingesaugt, die sie ausstrahlen, in meine Mitte geatmet, als ich ihr Mampfen gehört habe. Mit ihnen ausgeschnaubt. Die Welt um mich herum vergessen. Ich halte sie im Offenstall, mit ganzjährigem Koppelgang, bei mir am Haus. Sie sind entspannt, fühlen sich sicher im Stall. Sind weniger schreckhaft, seit sie bei mir sind, kommen auf mich zu, wenn ich auf die Koppel zu ihnen gehe, lassen sich unangebunden satteln, lassen sich von Kindern führen, putzen, knuddeln – egal, was um sie herum passiert. Sie tragen mich und die Kinder sicher. Vermutlich, weil ich versuche, ihre Sprache zu sprechen und sie als gleichwertige Lebewesen behandle, sie achte und respektiere. Sie bringen mich zum Lachen, manchmal zum Verzweifeln, wenn sie mich spiegeln, auch zum Heulen, das spüren sie doch alles. Sie bringen mich direkt zu meinen Gefühlen. Wenn ich reite, ist das ein Gefühl von Freiheit für mich, die Welt von weiter oben zu sehen und mich tragen zu lassen, die Kontrolle zu haben und doch nicht.*

Der Stall ist ein Ort der Ruhe und Abschalten von dem, was da ‚Draußen' ist. Mein Herzschlag wird ruhiger und gleichmäßiger. Ein Pferd ist für mich ein geerdetes Lebewesen, eins mit der Natur, das Lebewesen aus der ‚Anderswelt' sieht und mit ihnen kommuniziert, da fühle ich Demut. Sie inspirieren mich, sie öffnen mein Herz, ich fühle mich glücklich in ihrer Anwesenheit.

Meine Verantwortung besteht darin, sie so artgerecht wie möglich zu halten. Meine Haltung ist die, sie nicht als ‚Sportgerät' oder ‚Prestigeobjekt' zu ge- oder missbrauchen. Sie regelmäßig zu entwurmen, ärztliche Hilfe zu holen, sie ganzheitlich zu behandeln (guter Schmied, Homöopathie, Akupunktur, Osteopathie etc.), einen passenden Sattel zu haben, sie nur Menschen anzuvertrauen, die ich kenne und die sie in meinem Sinne behandeln. Mich von einem Reitlehrer unterrichten lassen, der gewaltlos und pferdegerecht handelt. Sie auch kopfmäßig zu fordern. Sie auch mal zu lassen. Gutes Heu, Stroh, Wasser und Mineralfutter zu haben, die Koppel zu pflegen. Im Sommer sie vor den lästigen Fliegen zu schützen. Wenn ich in den Urlaub fahren würde, sie bei Pferde-Freunden in der Nachbarschaft unterzustellen oder eine Person meines Vertrauens zu engagieren. Als Konsequenz für uns als Mensch bedeutet es, dass wir eine große Verantwortung haben, genauso wie Kindern gegenüber, und dass sie Geld kosten, wie Kinder eben auch. Sie machen Arbeit und geben uns einen gesunden Rhythmus vor. Wir dürfen auf manches verzichten, sind bei jedem Wetter draußen. Sie machen mich glücklich."

•

Und genau das ist es doch, wonach wir streben, oder? Eine tiefe, beständige Erfüllung und Glücksmomente durch ein gegenseitiges Geben und Nehmen.

Nicole Künzel: *„Wir sollten stets an uns selbst arbeiten, Selbstreflexion üben und uns immer wieder die Frage stellen: Was ist wirklich* *wichtig und warum?' Weiter sollten wir uns stets für ethisch vertretbares Verhalten gegenüber dem Pferd einsetzen und selbst Vorbild sein. HippoSophia bedeutet für mich, dem Pferd auf Augenhöhe zu begegnen und seine Persönlichkeit zu achten. Ihm einen respektvollen Umgang entgegenzubringen und unsere Gedanken, Gefühle und Handlungen stets – mögen sie auch noch in unseren Augen so gut gemeint sein – zu hinterfragen. Achtsamkeit im Umgang miteinander, mehr im Jetzt leben und sich die Frage stellen: ‚Was ist heute wichtig für uns beide' – die Zeit loslassen und ganz beim Pferd bleiben ‚Was tut uns wirklich gut?' Dies bedeutet immer wieder auch gegen den Strom zu schwimmen, die eigene Erwartungshaltung immer wieder zu überprüfen. Zeigt ein Pferd, dass etwas nicht richtig ist, sich stets selbst hinterfragen, was man selbst besser erklären kann oder wo die Ursache des Missverständnisses liegt. Eine pferdegerechte Ausbildung kennt keine Abkürzungen, sie bedarf Zeit, Zeit, Zeit und viel Liebe!"*

Herz und Seele – HippoSophia Wir alle haben ein großes Bedürfnis nach Ruhe, Innehalten, Luft holen – und Pferde bringen uns ganz geduldig immer wieder genau dahin: Denn ohne Ruhe, Präsenz und Da-Sein, funktioniert unser gemeinsamer Tanz nicht.

Achtsamkeit, Klarheit, Geduld und Wachheit sind die Eintrittskarte, wenn wir mit Pferden auf einer höheren Ebene zusammen sein und ihr Geschenk an uns mit seiner ganzen Tiefe wahrnehmen wollen.

Linda Tellington-Jones: *„Was ich mir für die Zukunft wünsche, ist, dass immer mehr Menschen das Konzept aufgeben, Pferde dominieren zu wollen. Wir können lernen zu erkennen, dass wir nicht klar genug sind, wenn ein Pferd etwas tut, das uns nicht gefällt. Wir müssen Geduld und Klarheit entwickeln und lieber einen Moment innehalten und überlegen, wie wir uns diesem Pferd gegenüber verständlich ma-*

chen können, damit es versteht, worum wir es bitten. Ich wünsche mir, dass Menschen lernen, mit Pferden in ganzen, klaren Sätzen zu sprechen und nicht in kurzen Kommandos. Die Pferde können uns dann ganz anders zuhören. Pferde spiegeln unsere Gedanken und diese Spiegelbilder werden auf uns selbst zurückgeworfen. Auf unsere Humanität und unsere Demut. Es hilft uns, zu erwachen und die Verbindung zur Natur zu spüren. Das ist etwas, dass wir gerade jetzt so dringend brauchen. Ich wünsche mir, dass wir dieses Geschenk annehmen, das Pferde uns geben. Die Leistung und die Wunder, die sie uns schenken.“ Dankbarkeit heißt das Zauberwort, die können wir ihnen zurückgeben und ich schließe mich Linda Tellington-Jones aus vollem Herzen an, wenn sie sagt: „*Sie wissen, wenn wir dankbar sind. Durch den Akt der Dankbarkeit, der Wertschätzung, passiert etwas ganz Enormes in unseren Herzen, das sehr wichtig ist für unsere Heilung. Die Pferde verstehen das, sie wissen, was sie uns schenken. Wir können ihnen zurückgeben, dass wir sie als Geschenk anerkennen: Ihre Individualität, die Einheit mit uns, die gemeinsame Verbindung zur Erde – sie spüren es.“*

Unsere Aufnahmefähigkeit für die Heilkraft von Pferden steigt mit unserer Geisteshaltung. Wo wir als Kind aus vollem Herzen bedenkenlos geliebt und in uns aufgesogen haben, was der starke große Freund uns gab, stehen wir uns als Erwachsene nicht selten selbst im Weg. Zu viele Ängste, Nöte, Sorgen und Gedanken katapultieren uns aus dem Hier und Jetzt. Doch wenn wir wieder lernen, bewusst in den Augenblick einzutauchen, können wir hingebungsvoll genießen, was uns die Pferde geben.

•

Worauf es ankommt ist, wie immer: das **Herz**. Denn wenn wir unser Herz dem Wesen Pferd gegenüber öffnen, werden wir ganz von selbst etwas von dem zurückgeben wollen, was es uns schenkt.

„*Es ist, was es ist, sagt die Liebe*“, nach Erich Fried.

Ich bin mir sicher, wir alle lieben unsere Pferde. Und Liebe, so heißt es doch, würde niemals Krieg führen und Macht ausüben, niemals zerstören, andere kleinmachen oder gar in Gut und Böse unterteilen. Liebe IST einfach. Sie will nicht verändern, manipulieren oder zurechtbiegen. Sie stellt keinerlei Bedingungen, sie ist einfach da.

Nicole Künzel: „*Wir sollten das Pferd als Individuum achten, seine natürlichen Bedürfnisse, so gut wir können befriedigen – es Pferd sein lassen. Es gilt, jedem Pferd Achtung und Respekt entgegenzubringen und seine Neigungen zu akzeptieren. Ich habe die Erfahrung gemacht, dass Pferde spüren, wenn man ihnen ein liebevolles Gefühl ehrlich entgegenbringt, sie schätzt, so wie sie sind. Dann gehen sie gerne einen Teil des Weges mit uns und springen über ihren eigenen Schatten, selbst wenn wir uns etwas von ihnen wünschen, was wider ihre Natur ist. Eine gute Übung ist, immer wieder DANKE zu sagen und dies auch ehrlich zu fühlen, für die vielen Kleinigkeiten, die das Pferd für uns tut. Lernen wir auch die vermeintlich kleinen Schritte wertzuschätzen, so wird unser Umgang mit unserem Pferd und uns selbst wesentlich umsichtiger und entspannter. Die Zeit wird sich mehr verlieren, der Zeitdruck verschwindet. Man wird achtsamer im Moment und es wird ruhiger in einem selbst. Ein gemeinsames Ziel zu haben ist zwar gut und erhält einen gewissen roten Faden, jedoch sind es die täglichen Gemeinsamkeiten, der Weg, den wir miteinander gehen, der relevant ist. Das Leben lässt sich nicht planen, genießen wir doch einfach die jetzige Zeit mit unserem Pferd und sagen ‚Danke, dass du da bist!‘*“

•

Wenn wir diese Art von Liebe mit zum Pferd nehmen, veredelt sie unsere Klugheit und den Pferdeverstand zu Weisheit und Spiritualität – zur *HippoSophia*. Dann kann eine wirkliche Begegnung stattfinden, auf Augenhöhe – auf Herzebene.

Linda Tellington-Jones: „*Es ist die richtige Richtung, wenn wir beginnen, das Pferd wahrzunehmen und zu erkennen, dass es uns mit der Natur verbindet. Das ist noch ein Punkt, der mir sehr wichtig ist: Nimm Dir Zeit, Dein Pferd zu berühren und sanft zu loben. Die Idee, dass wir unsere Pferde mit Sanftheit verziehen würden, ist einfach nicht wahr. Benutze Deine Hände mit Wertschätzung, und wage es, Dein Herz zu öffnen! Denn wenn Du Dich das traust, mit tiefster Dankbarkeit und Wertschätzung, dann öffnest Du Dich für die Liebe. Es gibt letztlich nur zwei Emotionen auf diesem Planeten: Liebe und Angst. Und wir leben in tiefer, tiefer Angst, die immer wieder durch Nachrichten und alles Schreckliche, was wir sehen, hören und lesen geschürt wird. Wir haben die Wahl, dies zu erkennen und die Angst loszulassen – unsere Pferde sind dafür die Botschafter. Sie ermöglichen es uns, die tiefe Verbindung zur Natur und zu den Tieren zu erkennen. Denn jeder Gedanke, jedes Gefühl, jede Emotion, jede Überzeugung, die wir haben, hat einen Effekt aufs Quantenfeld. Und wenn wir, wenn jeder von uns anfängt, die Individualität jedes Wesens und die Seelen der Tiere anzuerkennen, dann verändert sich viel.*“

•

Wir alle sind uns einig, dass wir schon weit gekommen sind – und dass es immer noch besser geht. Durch Veränderung im Außen – und Veränderung im Innen: bei uns selbst: Um diese mythischen Geschöpfe, die uns erdgebundenen Zweibeinern auf ihren Hufen Flügel verleihen, zu würdigen, sie wertzuschätzen, als die einzigartigen Wesen, die sie sind: unsere größten und dabei so sensiblen Lehrmeister in *HippoSophia*.

Epilog

Vor Kurzem bin ich im Internet über eine Kleinanzeige gestolpert, in der eine junge Frau nach Weggefährten suchte – drei vierbeinige Mitbewohnern für ihr Pferd und den dazugehörigen Menschen, „*die ihr Pferd nicht benutzen wollen, sondern ihm ohne Gegenleistung ein Leben nach dem Vorbild der Natur bieten möchten. Es liegt mir viel daran, dass mein Pferd immer mehr nach seiner Natur leben kann*“, schrieb sie. Ihr Konzept las sich für mich wie ein Rezept auf Pferdeglück.

Man nehme:

etwa 2,5 ha Land,
2 Unterstände mit insgesamt 43 Quadratmetern Fläche, eingestreut mit Holzpellets und Rotteförderungssubstrat,
ein Stück angrenzenden Wald, Obstbäume, Weiden, Eichen, Brombeeren, Hagebutten und weitere Sträucher,
vier verschiedene Untergründe: Wiese, Pflaster, Sand, Kiesel,
Heu in guter Qualität, frei zur Verfügung,
Mineralien frei zur Verfügung,
Wasser aus einem Schichtenbrunnen in einer großen bodennahen Wanne mit einem Hufpool, sodass die Hufe beim Trinken im Wasser stehen.
Eine stetig wachsende Kräutervielfalt auf der Wiese … Nach Belieben zu ergänzen!

Vielleicht nehmen Sie es als Anregung und backen sich einen eigenen Kuchen aus diesen und weiteren Zutaten. Die Basis sind immer Pferdewissen, Bodenhaftung, Zeit, Geld, Geduld und ganz viel Liebe. Damit der Teig schön aufgeht, brauchen wir Achtsamkeit, Respekt, Dankbarkeit, Wertschätzung und ehrliche Reflexion. Und als Garnierung empfehle ich, fein abgeschmeckt eine Prise Demut, und die Bereitschaft, immer wieder neu hinzuschauen und dazu zu lernen.

•

Hans-Heinrich Isenbart pflegte immer am Ende einer Fernsehübertragung zu sagen: „… *Und vergessen Sie die Pferde nicht.*"

Ich habe Menschen, die sich aus verschiedensten Richtungen kommend, privat und beruflich mit Pferden beschäftigen, für dieses Buch nach ihrer Haltung, ihren Ansichten und Blickwinkeln befragt. Habe Freunde und Vorbilder für viele gebeten, uns ihre Wunschvorstellung, konkrete Vorschläge und Tipps mit an die Hand zu geben, für eine zukünftige – von einer *HippoSophia* geprägten Umgangsweise mit Pferden. Wir haben anhand zahlreicher, auch sehr privater Erlebnisse aufgezeigt, was Pferde für uns tun und was wir alle schon im Kleinen umgekehrt für sie tun können.

Warum Mensch und Pferd sich gut tun, das war unsere Ausgangsfrage. Wir haben die vielfältigen Wege kennengelernt, wie sie uns heil werden lassen. Und davon ausgehend haben wir uns der Frage gestellt, was wir ihnen dafür schuldig sind – nicht nur, indem wie wir ihr Leben gestalten, sondern vor allem, was unsere innere Haltung angeht, auch im Sinne einer gemeinsamen Perspektive.

•

Es war mir eine Ehre, so viele Visionen in diesem Buch quasi an einem runden Tisch zu vereinen, ihnen eine Plattform zu geben für Einsichten und Anregungen. Denn letztlich wollen wir alle dasselbe.

Vielen Dank dafür Euch und Ihnen allen!

Ich hoffe, Sie haben viele Antworten gefunden. Gute Antworten sind es, wenn sie neue Fragen aufwerfen, wenn sie uns ermutigen, die Ärmel aufzukrempeln, in unserem ureigenen Umfeld etwas zu verändern – oder motiviert, etwas bereits begonnenes weiterzuführen.

Zu guter Letzt

Unsere Experten

Anja Beran führt seit 2002 einen Pensions- und Ausbildungsstall, in dem sie Pferd und Reiter nach klassischer Reitkunst ausbildet. Sie selbst wurde in Portugal und Deutschland, von Manuel Jorge de Oliveira und Marc de Broissia ausgebildet. Sie hält Vorträge und gibt international Lehrgänge. **www.anjaberan.de**

Ulrike Dietmann unterrichtet europaweit die Hero's Journey mit Pferden® und bildet darin Trainer aus. Sie hat Bücher über die Beziehung zwischen Pferden und Menschen verfasst und veranstaltet einmal jährlich das Horse & Spirit Festival. **www.spirithorse.info**

Uta Gräf gehörte fünf Jahre dem deutschen B-Kader der Dressurreiterei an. Sie kombiniert anspruchsvolles Dressurreiten mit naturnaher Pferdehaltung in Herden und Offenställen. Seit einigen Jahren ist sie als Landestrainerin für Dressurreiter/innen mit Handicap tätig. **www.gutrothenkircherhof.de**

Eike Georg Hensch war von 1972 bis 1998 an der Fachhochschule Hannover als Professor für Architektur tätig und lehrte ökologisches Bauen, Siedlungssoziologie und Radiaesthesie/Elektrosmog. Seit 1988 leitet er das Biophysikalische Forschungsinstitut in Nienburg, das sich mit Geomantie und dem Einfluss elektromagnetischer Wellen auf den Menschen befasst. **www.hensch-geomantie.de/**

Ingrid Klimke ist Olympiasiegerin, Welt- und Europameisterin im Vielseitigkeitsreiten. Auch als Dressurreiterin ist sie international erfolgreich. Ingrid Klimke erhielt für ihre ausgezeichnete Arbeit als Ausbilderin den Titel der Reitmeisterin. **www.ingrid-klimke.de**

Nicole Künzel ist Autorin mehrerer Pferdefachbücher und Kinderbücher. In Hannover gründete sie das evipo Ausbildungszentrum, in dem sie Pferd und Reiter in Klassischer Dressur unterrichtet. Freude, Leichtigkeit und Harmonie zwischen Mensch und Tier stehen im Vordergrund ihrer Vorträge und Seminare im In- und Ausland. **www.evipo.de**

Marc Lubetzki ist als Tierfilmer auf Wildpferde spezialisiert. Seit 2012 dreht er die Dokumentationsserie Expedition Pferd – Die Weltreise. Dafür lebt er über jeweils mehrere Wochen oder Monate in wilden Pferdeherden in verschiedensten Ländern unserer Erde. **http://marc-lubetzki.com/**

Shara Roshan arbeitet seit über 20 Jahren als Feng-Shui-Beraterin. Sie wurde u. a. von Prof. Jes Lim und Gerd Eggers ausgebildet. Seit 2000 arbeitet sie projektweise mit Prof. Eike Hensch zusammen. Zu ihren weiteren Lehrern zählt sie unter anderen Bert Hellinger, Käthe Fink und Safi Nidiaye. **www.fengshui-shara-roshan.de**

Anna Renata Schultz ist Physiotherapeutin für Mensch und Pferd. Sie lebte 17 Jahre lang als Züchterin in Argentinien und entwickelte bereits dort eigene physiotherapeutische Techniken für Pferde, die sie auch lehrt. Seit 2015 ist sie Dozentin und Vorstandsmitglied des internationalen Therapeutenverband APM nach Penzel und energetische Medizin e. V. **www.physiotherapie-anna-renata-schultz.com**

Jochen Schumacher ist Leiter und Eigentümer des Reitzentrums in Reken und dort seit 30 Jahren tätig. Er absolvierte seine Ausbildung in klassischer Dressur bei Louis Valenca in Portugal. Er war ein erfolgreicher Distanzreiter bei 160 km Ritten und hat unter anderem das silberne Fahrabzeichen. **www.reken-reitlehrer.com**

Dr. Wolf-Dieter Storl ist Kulturanthropologe und Ethnobotaniker. Er lehrte als Dozent an verschiedenen Universitäten in den USA, Österreich, der Schweiz und Indien. In zahlreichen Büchern publiziert er sein Wissen aus Reisen, Kontakt zu indigenen Völkern sowie zu einheimischen Bauern und Kräuterkundlern. Er lebt mit seiner Familie auf einem Einödhof im Allgäu. **www.storl.de**

Linda Tellington-Jones entwickelte das Tellington-TTouch-Training. Ihre Methoden werden weltweit von Pferdebesitzern, Reitern, Trainern, Ausbildern und Tierärzten angewendet, um Pferde auszubilden, Verhaltensprobleme zu lösen und körperliche Beschwerden zu lindern. **www.ttouchforyou.de**

Dr. med.vet. Christian Torp ist spezialisiert auf die holistische Behandlung von Pferden. 2002 entwickelte er die Einnadeltherapie, 2008 die AOE. Er hält internationale Vorträge, ist im Prüfungsausschuss der Tierärztekammer Schleswig-Holstein und im Jurorenteam für die Verleihung des Forschungspreises der Gesellschaft für ganzheitliche Tiermedizin. **www.torp.de**

Sibylle Wiemer ist Trainer A, Ehrenmitglied der Schule der Légèreté und Bewegungsberaterin mit Pferden. Die Buchautorin gibt bundesweit, in Dänemark, Österreich und der Schweiz Seminare. Ihr Spezialgebiet ist die Sitzschulung und Biomechanik von Mensch und Pferd. **www.via-ad-equos.de**

Jenny Wild/Peer Claßen arbeiten gemeinsam als Natural-Horsemanship-Trainer. In ihren Kursen geht es vor allem darum, viel Freude, eine echte Partnerschaft und wahres Verständnis zwischen Menschen und Pferde zu erreichen. **www.peer-classen.de**

Zum Weiterlesen

Aus Respekt! von Anja Beran, Edition WuWei bei KOSMOS 2013

Das Kräuterhandbuch für Menschen von Juliette de Bairacli Levy, Verlag Zweitausendeins 1987

Übungsbuch Natural Horsemanship von Peer Claßen und Jenny Wild, KOSMOS 2015

Auf den Flügeln der Pferde von Ulrike Dietmann, Edition WuWei bei KOSMOS 2011

Große wilde Freiheit – Die Geschichte der Mustangs von James Frank Dobie, Deutsche Verlagsanstalt, 1956

Der sechste Sinn und seine Phänomene. Physikalische und neurophysiologische Grundlagen der Wahrnehmung von Hyperschall von Reiner Gebbensleben, Bod 2010

Feines Reiten auf motivierten Pferden von Uta Gräf, FN-Verlag 2012

Geomantisch planen, bauen und wohnen von Eike G. Hensch, Drachen Verlag 2008

Reite zu Deiner Freude von Ingrid Klimke, KOSMOS 2016

Jeder Gedanke ist eine Kraft von Nicole Künzel, Edition WuWei bei KOSMOS 2015

Menschen brauchen Tiere – Grundlagen und Praxis der tiergestützten Pädagogik und Therapie von Dr. Carola Otterstedt/Prof. Dr. Erhard Olbrich (Hrsg.), Kosmos 2003

Die Kraft der Verbindung von Frederic Pignon, Edition WuWei bei KOSMOS 2014

Pferde wie von Zauberhand bewegt von Wolfgang Marlie, Edition WuWei bei KOSMOS 2016

Ich bin ein Teil des Waldes von Wolf Dieter Storl, KOSMOS 2015

Reiten mit Körper, Geist und Seele von Linda Tellington-Jones, KOSMOS 2015

Hufschlagfiguren von Sibylle Wiemer, KOSMOS 2015

Warum unsere Kinder Tyrannen werden von Michael Winterhoff, Goldmann Verlag München 2009

Zur Autorin

Karin Müller ist Kulturwissenschaftlerin M.A., arbeitet als staatlich geprüfte Heilpraktikerin für Psychotherapie und ist seit vielen Jahren erfolgreiche Buchautorin. Sie lebt mit ihrer Familie und zahlreichen Tieren in der Nähe von Hannover. Ihr Wissen gibt sie in Seminaren und Einzelberatungen weiter.

Register

Umschlaggestaltung von GRAMISCI Editorial Design, München unter Verwendung einer Illustration von Angus Dewar: aengusdewar@gmail.com bei The Hannington Gallery www.hanningtongallery.co.uk

Alle Angaben und Methoden in diesem Buch sind sorgfältig recherchiert, erwogen und geprüft. Sie entbinden den Pferdefreund nicht von der Eigenverantwortung für sein Tier und sich selbst. Die Anwendung der beschriebenen Methoden liegt in eigener Verantwortung. Der Verlag und die Autorin übernehmen keine Haftung für Personen-, Sach- oder Vermögensschäden, die aus der Anwendung der vorgestellten Materialien und Methoden entstehen.

FSC
www.fsc.org
MIX
Papier aus verantwortungsvollen Quellen
FSC® C084279

Gedruckt auf chlorfrei gebleichtem Papier

ISBN 978-3-440-15162-4
Redaktion: Alexandra Haungs
Produktion: Nina Renz
Druck und Bindung: Print Consult GmbH, München
Printed in The Czech Republic / Imprimé en République Tchéque